Matthias Jünemann

Die Adipositas-Kur

Matthias Jünemann

Die Adipositas Kur

Die einzige Methode, die an der Ursache für Fettsucht und Übergewicht ansetzt und diese für immer beseitigt

Bibliografische Information der Deutschen Nationalbibliothek
Die Deutsche Nationalbibliothek verzeichnet diese Publikation in der Deutschen Nationalbibliografie. Detaillierte bibliografische Daten sind im Internet über http://dnb.d-nb.de abrufbar.

Für Fragen und Anregungen:
juenemann@m-vg.de

1. Auflage 2014

Nymphenburger Straße 86
D-80636 München
Tel.: 089 651285-0
Fax: 089 652096

Email: die-adipositas-kur@gmx.de
www.Die-Adipositas-Kur.de
Facebook: https://www.facebook.com/matthias.junemann.12

Lektorat: Ulrike Kroneck
Umschlaggestaltung: Kristin Hoffmann
Umschlagabbildung: Matthias Jünemann
Satz: Grafikstudio Foerster, Belgern
Druck: Konrad Triltsch GmbH, Ochsenfurt
Printed in Germany

ISBN Print: 978-3-95760-000-4
ISBN E-Book (PDF): 978-3-95759-010-7
ISBN E-Book (EPUB, Mobi) 978-3-95759-011-4

InfoTipp:
www.ketario.de
Das Forum zu LC und Die Adipositas-Kur

Ich danke meinen Eltern für ihre immerwährende Unterstützung und Liebe.
R.I.P. Momo und Chris

Ein paar Worte vorab

Manchmal kommt es dicke. Dann bekommst du dein Fett drauf und wirst es ewig nicht mehr los. Auf **www.ketario.de**, dem Forum, in dem Die Adipositas-Kur eine Heimat gefunden hat, kann man nachlesen, dass jeder eine Chance hat. Hier können Sie mit Gleichgesinnten und auch dem Autor in Kontakt treten.

Im Buch angegebene Links geben Sie bitte per Hand in Ihren Internetbrowser ein. Einige der häufig kryptischen und langen Links wurden mit dem Service goo.gl verkürzt.

Diese vollkommen überarbeitete Fassung beinhaltet neben neu strukturierten, klareren Anweisungen zur Adipositas-Kur aktualisierte Quellen und eine Aufstellung der Erfahrungen und Erkenntnisgewinne für die (verlängerte) Stabilisierungsphase. Ein Abschnitt befasst sich mit der Thematik Kinder und Jugendliche im Hinblick auf Die Adipositas-Kur.

Im Besonderen gehe ich auf die Vorteile von Mikronährstoffen für die Zellernährung, den Zellschutz und die Entgiftung des Körpers und des Gehirns sowie die Hautstraffung ein. Auch die Vorabreinigung des Verdauungstrakts wird hier hervorgehoben.

Ich weise auf mein zweites Buch *Die Grüne Adipositas-Kur* hin, das sich mit Rohkost, Grünen Smoothies und HCG (Humanes Chorion Gonadotropin), dem Thema Abnehmen und vor allen Dingen der Problematik, das Gewicht zu halten, auf eine ähnliche Art nähert wie dieses Buch. Es ist für Vegetarier, Veganer, Rohköstler und alle gedacht, die sich noch intensiver mit den Themen Langlebigkeit und Gesunderhaltung beschäftigen wollen.

Stress, mental, physisch oder psychisch, ist einer der größten Verhinderer von Gewichtsabnahme und Gewichtsstabilisierung. Erfahren Sie, wie Sie diesen mit einer revolutionären Technik, der »Kraftvollen Pause«-Methode einfach und schnell eliminieren und wie Sie so das Cortisol in seine Schranken weisen können.

Die Mitglieder der Foren im Internet sind fleißig und kreativ im Erstellen von Rezepten für Die Adipositas-Kur. Einige haben ihren Weg in die Neufassung dieses Buches gefunden. Vielen Dank dafür an euch, dass ich die Rezepte verwenden konnte.

Gleichzeitig habe ich die Übersetzung von Dr. Simeons Werk gekürzt und biete die vollständige Fassung für alle Interessierten kostenlos als PDF-Download an. Mehr dazu am Ende des Buches.

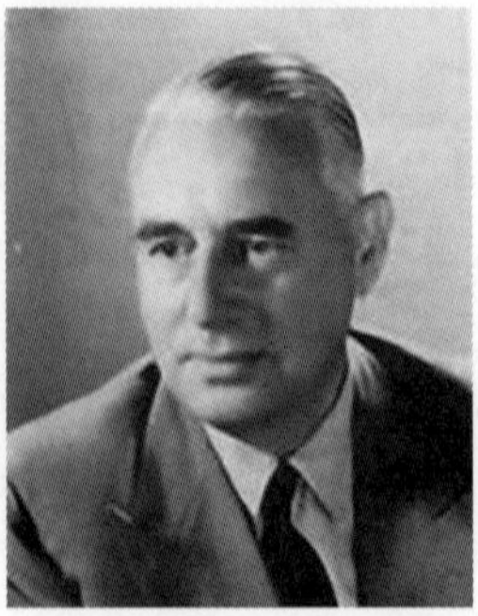

Dr. A.T.W. Simeons

Inhalt

Einleitende Worte von Elisabeth Engler

Mein Name ist Elisabeth Engler. Ich bin Autorin des Buches »Fettfrei und Lecker, Das Diätkochbuch für Adipositas und HCG« und einer Reihe anderer Titel im Bereich Kochen und Natürliche Selbstheilung mit den Kräften der Natur.

Als ich auf der Buchmesse Leipzig im März 2012 Herrn Jünemanns Buch »Die Adipositas-Kur« im Regal stehen sah, war mir sofort klar, dass ich seine Methode unbedingt ausprobieren musste. Kurzerhand bestellte ich es mir. Sozusagen mit seiner Hilfe schaffte ich es, in 4 Wochen erfolgreich abzunehmen (und das sogar über Ostern – und ich liebe Süßes!).

Noch zwei weitere Diätphasen im selben Jahr nagten dann weiter an meinen überflüssigen Polstern und ich schloss das Jahr 2012 hinsichtlich meines Gewichts sehr befriedigt ab. Ich halte »Die Adipositas-Kur« immer noch für eine sehr erfolgversprechende und empfehlenswerte Methode, Gewicht zu verlieren! Und auch, oder gerade, bei besonders viel Übergewicht und in fortgeschrittenem Alter, wenn das Abnehmen besonders schwierig wird.

Die in seinem Buch aufgeführten Mahlzeiten und Rezepte schreckten mich als »Vielkocher« ehrlich gesagt eher etwas ab. Bekannt auch als die »Küchenexperimentelle« warf ich mich in die Vollen und entwickelte eigene Rezepte und testete Garmethoden, die ich sonst niemals ausprobiert hätte. Ich fand dabei heraus, dass es absolut möglich ist, auch ohne den Geschmacksträger Fett leckeres Essen zu produzieren. Ermutigt durch den Zuspruch meiner Familie (sogar der Mitglieder, die nicht abnehmen wollten), schrieb ich alles sorgfältig nieder. Es dauerte jedoch noch ein ganzes Jahr, bis ich mein Buch im Herbst 2013 endlich veröffentlichen konnte.

Vor Kurzem machte ich die Bekanntschaft des sympathischen und ebenfalls sehr experimentierfreudigen Autors Matthias Jünemann. Für seine neue Auflage stelle ich gerne ein paar der Rezepte aus meinem »Fettfrei und Lecker« Buch zur Verfügung und bedanke mich herzlich für diese Gelegenheit.

Ich wünsche nun allen Lesern von Herzen guten Erfolg und bleibende Ergebnisse (vielleicht auch ein klein wenig mit Hilfe meiner Rezepte?). Sicherlich jedoch durch die Erkenntnisse, die Matthias hier so nachvollziehbar aufgeführt hat. Auch im Namen deiner Leser und Leserinnen, lieber Matze – vielen Dank!

Ihre Elisabeth Engler

»It's like ten thousand spoons
when all you need is a knife«

– aus Alanis Morissette's Lied »Ironic« –

Vorwort

Liebe Leserin, lieber Leser,

Die vorangestellte Zeile aus dem Lied »Ironic« von Alanis Morissette illustriert meiner Ansicht nach sehr deutlich, in welcher Situation die Übergewichtigen und Adipösen sich heute befinden. Alles, was für die Gewichtsabnahme auf dem Markt ist, hat die Effizienz 10 000 nicht zu gebrauchender Löffel. Wir benötigen aber ein Messer, da das, was vor uns liegt, nur geschnitten und nicht gelöffelt werden kann. Was benötigt wird, ist ein effektives »Werkzeug« und das schien bisher nicht vorhanden zu sein, um das oft jahre- und jahrzehntelange Leiden übergewichtiger Menschen zu beenden. Mit dem zitierten »Messer« meine ich hier natürlich nicht das Chirurgenbesteck für aufwendige Magenverkleinerungs-Operationen und Fettabsaugungen.

Zurück zum »effektiven Messer« – es existiert. Und zwar schon seit mehr als einem halben Jahrhundert! Nur Sie und ich kannten es bis dato noch nicht.

Dieses Buch wird Ihnen eine Methode vorstellen, mit der Sie sich eigenverantwortlich von Ihrem »Fettpanzer« befreien können. Auf sehr bequeme Art und Weise werden Sie ohne quälenden Hunger, ohne Sport (sofern Sie nicht mögen), in kürzester Zeit und dauerhaft Ihre abnormalen Fettreserven verlieren.

Sie müssen dazu keine teuren Formula- oder einseitigen Diäten machen, Sie brauchen sich in keinem Fitness-Studio anzumelden, keine unnützen Trainingsgeräte mehr zu bestellen, müssen keine chirurgischen Eingriffe befürchten und sich nicht mental »schlankdenken«. Sie werden wieder Herr – und Frau – über Ihren eigenen Körper sein. Sie werden die erlernte Hilflosigkeit gegenüber Ihrer derzeitigen Übergewichtssituation wieder verlernen. Ich werde Sie auch nicht mit abgenutzten Begriffen wie »Bodymaßindex«, »Idealgewicht«, »Waist-to-Hip Ratio« (Taille-Hüfte-Verhältnis) und dergleichen langweilen.

Ich werde Ihnen die in meinen Augen offensichtliche Sinnlosigkeit anderer Reduktionsmethoden darlegen – und zwar an nur einem einzigen Kriterium gemessen: dem Kriterium, ob die physische, diätetische oder psychologische Maßnahme zur Gewichtsreduktion an der Ursache ansetzt und diese heilt, oder ob lediglich Symptome behandelt werden.

Ebenso werde ich Ihnen erläutern, warum Sie möglicherweise übergewichtig oder fettleibig geworden sind, was genau das in Ihrem Körper ausgelöst hat. Und ich werde erklären, warum man durch Eliminierung der Auslöser wie Überessen, Bewegungsmangel, starke Stress-Belastungen und Ähnlichem **nicht** dauerhaft abnimmt, nicht an die Wurzel des Übels geht.

Sie haben sicher schon unzählige Male gehört, dass Sie weniger essen und sich mehr bewegen sollen. Sollte Ihnen das Ihr Arzt gesagt haben, dann wechseln Sie ihn. Er hat nämlich keinen Schimmer, was mit Ihnen wirklich los ist.

Die genannten Auslöser zu bekämpfen, wäre das Gleiche, wie wenn Sie einen Brand löschen wollten, indem Sie das Feuerzeug und den Brandbeschleuniger von der Brandstelle entfernten. Was würde passieren? Nichts. Das Feuer würde locker weiterbrennen, bis alles verkohlt ist.

Und genauso verhält es sich mit den Auslösern Ihres Übergewichts/Ihrer Fettsucht: Wenn Sie Ihre Kalorienzufuhr reduzieren und/oder mehr Sport treiben, so verschieben Sie Ihre Symptome, und im schlechtesten Fall verschlimmern Sie diese. Stichwort: Jojo-Effekt. Wenn Sie nämlich mit dem Sport aufhören, nehmen Sie als Folge Ihr bereits verlorenes Gewicht wieder zu. Das Gleiche geschieht nach Beendigung einer Diät. Warum?

Weil Sie nicht die Ursache für Ihr Übergewicht beseitigt und sich geheilt haben.

»Abnehmen ist Kopfsache!«, sagen manche. Damit haben sie auch recht. Nur vielleicht anders, als sie (und Sie) möglicherweise meinen …

Aber nun – langer Vorrede kurzer Sinn: Ran an den Speck!

Teil I

Die Adipositas-Kur – Theoretische Grundlagen

Einleitung

Die frohe Botschaft, die ich Ihnen in diesem Buch näherbringen möchte, ist, dass es nicht nur eine Diät gibt, mit der Sie schneller abnehmen werden als jemals zuvor, sondern dass es DIE Kur ist, die die Ursache für Fettleibigkeit und Übergewicht ein für alle Mal korrigiert (wenn Sie es richtig anstellen).

Was ist nun aber diese ominöse Ursache? Ich will Sie nicht länger auf die Folter spannen. **Es ist eine Störung oder Fehlfunktion Ihres Hypothalamus**. Dieser arbeitet nicht mehr so, wie er soll und verursacht das unangemessene Anlagern von abnormalen Fettreserven.

Wie bitte? Ja, richtig gelesen. Die Hauptregulationsdrüse Ihres Gehirns (im Kopf!) für Ihren gesamten Körper arbeitet nicht korrekt. Diese Störung ist somit die Hauptursache, warum Sie fettleibig sind.

Um eines vorwegzunehmen: Diese Erkenntnis ist nicht auf meinem Mist gewachsen. Ich bin weder Arzt noch Forscher auf medizinischem Gebiet. Ich bin Betroffener und – bis vor Kurzem – Leidender, und ich kann es nicht verstehen, dass diese Erkenntnis nicht für jeden Menschen offensteht. Besonders im deutschsprachigen Raum ist die Methode fast vollkommen unbekannt. Aus diesem Grund habe ich das Ihnen vorliegende Buch geschrieben.

In Teil zwei dieses Buches finden Sie eine deutsche Zusammenfassung des Werkes des genialen Arztes A.T.W. Simeons. Diese wird hiermit erstmals einer breiten deutschsprachigen Öffentlichkeit in deutscher Übersetzung bereitgestellt. Um mehr eigene Erfahrungen einbringen zu können und um den Preis des Buches nicht zu hoch ansetzen zu müssen, habe ich die vollständige Übersetzung ausgelagert und biete sie als PDF-Download kostenlos an. Den entsprechenden Link finden Sie hinten im Buch. Ich habe recherchiert und bisher keine weitere deutsche Übersetzung finden können.

Im englischsprachigen Raum ist die (englische) Abhandlung frei verfügbar und kann als PDF heruntergeladen werden. Wer aber nicht der englischen Sprache mächtig ist, dem bleiben diese Informationen verschlossen. Man darf sich die Frage stellen, warum das so ist. Die Antwort ist recht einfach. Bestimmte Interessengruppen sind überhaupt nicht daran interessiert, dass diese Informationen bereitgestellt werden. Diese Gruppen würden eine Menge Geld verlieren, wenn Die Adipositas-Kur breiten Zuspruch finden würde.

Denn sowohl Pharmaindustrie, Nahrungsmittel- und die gesamte Diätprodukte-Industrie als auch die Hersteller von Fitnessgeräten, Hersteller und professionelle Anwender von Ultraschall-Kavitations- und Radiofrequenz-Geräten zur Fettauflösung verdienen nur dann, wenn Sie dick bleiben und verzweifelt um eine Abnahme kämpfen, um es letztlich doch nicht zu schaffen. So bleiben Sie immer im Kreislauf von Hoffnung, Kampf,

Verzweiflung und aufkeimender neuer Hoffnung stecken und probieren das nächste »Wundermittel« aus. Ich denke, dass Ihnen dies sehr bekannt vorkommt. Mir ging es ganz genauso. Auch das will ich Ihnen gerne im Verlauf des Buches kurz schildern.

Doktor Simeons Arbeit

Doktor Simeons wurde in London geboren und schloss sein Medizinstudium an der Universität Heidelberg mit »Summa cum laude« ab. Nach dem Studium in Deutschland und der Schweiz wurde er in einer großen chirurgischen Klinik in der Nähe von Dresden angestellt. Später vertiefte er sich in das Studium von Tropenkrankheiten und schloss sich dem Tropeninstitut in Hamburg an. Dann arbeitete er zwei Jahre in Afrika. Im Jahre 1931 ging er nach Indien, ein Land, das ihn so faszinierte, dass er für 18 Jahre dort blieb.

Er entdeckte eine Behandlung gegen Malaria und erhielt dafür einen Verdienstorden der englischen Königin sowie einen Auftrag des Roten Kreuzes, eine Methode zur Einfärbung der Malariaparasiten zu entwickeln, die jetzt als »Simeons Flecken« bekannt sind. Während des Zweiten Weltkrieges hatte er mehrere wichtige Posten bei der indischen Regierung inne und führte intensive Beulenpest- und Lepra-Forschungen durch. Eine Leprakolonie, die er errichtet hatte, ist heute ein All-India-Center geworden.

Nachdem Indien unabhängig wurde, gründete Dr. Simeons eine eigene Praxis in Bombay und wurde häufig auch von Regierungsbeamten konsultiert. Im Jahre 1949 zog er mit seiner Frau und drei Söhnen nach Rom, wo er im Salvator Mundi International Hospital bis zu seinem Tode im Jahre 1970 an der Heilung psychosomatischer Störungen arbeitete.

Dr. Simeons ist Autor mehrerer medizinischer Bücher und hat zu zahlreichen wissenschaftlichen Publikationen beigetragen.

Als herausragender englischer Endokrinologe verbrachte er 30 Jahre seines Lebens damit, die Ursache der Fettsucht aufzuspüren. Er erforschte mögliche Zusammenhänge mit dem Hormonsystem und psychosomatischen Krankheiten. Er untersuchte und erforschte die Schilddrüse, die Hypophyse, die Nebennieren, die Bauchspeicheldrüse, die Gallenblase und über 100 weitere Körperorgane und -funktionen. Er analysierte jeden denkbaren Lösungsansatz und wertete dafür Datenmaterial aus aller Welt aus.

Zwischen **den verschiedenen Organen und der Krankheit konnte er keine Zusammenhänge** finden. Dr. Simeons vermutete daher, dass der Schlüssel zur Fettleibigkeit im Zwischenhirn liegen muss, einer Hirnregion, in der sich auch der Thalamus und der Hypothalamus befinden. Seine Entdeckung war:

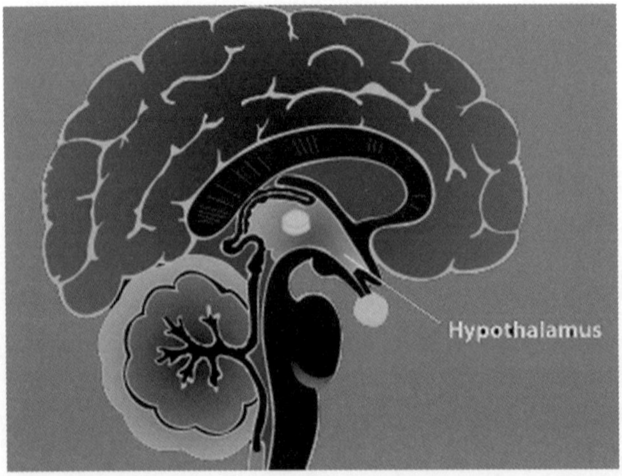

Eine Fehlfunktion des Hypothalamus ist die Hauptursache der Adipositas.

Fettleibigkeit wird demnach nicht einfach durch übermäßigen Genuss von Nahrungsmitteln hervorgerufen. Exzessives Essen und Adipositas sind vielmehr die Folge – und nicht der Auslöser – einer Stoffwechselstörung.

Seinen Erkenntnisdurchbruch hatte Simeons bei der Evaluierung von Daten über indische schwangere Frauen: Sogar von ihm beobachtete unterernährte schwangere Frauen arbeiteten körperlich sehr hart, aßen dabei aber kaum und brachten trotzdem gesunde, normalgewichtige Kinder zur Welt. Die schwangeren Frauen verspürten dabei jedoch keinen Hunger und schadeten auch nicht ihrem Nachwuchs.

Das heißt auch, dass eine Frau in der Schwangerschaft nicht »für zwei essen« muss, wie eine immer noch gern herangezogene Regel lautet, sondern dass die übergewichtige Schwangere die einmalige Chance hat, Gewicht zu reduzieren, ohne dass ihrem Baby dadurch Schaden zugefügt wird.

Nach langjährigen Untersuchungen konnte Simeons diese Wirkung einer Substanz namens HCG (Humanes Chorion Gonadotropin) zuschreiben, das während der Schwangerschaft in der Plazenta reichlich produziert wird, um die Ernährung des Fötus sicherzustellen. HCG ist das größte Glycoprotein-Molekül des menschlichen Körpers – es handelt sich also um eine hormon-ähnliche Substanz, ist jedoch kein Hormon! Simeons überlegte, ob HCG helfen könne, die krankhaften Fettreserven auch bei nicht schwangeren Frauen (und Männern) abzubauen. Er untersuchte daraufhin die äußerst seltenen Fälle adipöser Jungen in Indien, die durch tägliche Gaben kleiner Mengen HCGs von ihrer Krankheit geheilt werden konnten: Alle verloren ihren übergroßen Appetit und erreichten ihr Normalgewicht.

Die drei Fettarten

Unser Körper besteht unter anderem aus drei Arten von Fett mit unterschiedlicher Aufgabenverteilung:

Strukturelles Fett schützt die wichtigen Körperorgane und Gelenke und wird normalerweise gar nicht verstoffwechselt.
Normale Fettreserven sind im ganzen Körper verteilt und werden abgebaut, wenn der Organismus gerade zu wenig Energie aus der Nahrung ziehen kann (z. B. bei Reduktionsdiäten). Diese beiden essenziellen Fettarten sind demnach für uns unverzichtbar.
Krankhaft gespeichertes Fett (auch als »adipöses Fett« bezeichnet) wird unter der Haut und um die Organe herum als zusätzliche Energiereserve für eventuelle Zeiten schwerer Mangelernährung angelagert. Bei fettleibigen Menschen sammelt es sich an den »üblich verdächtigen« Körperteilen wie Bauch sowie in der Bauchhöhle (als viszerales Fett), an Oberschenkeln, Knien, Knöcheln und Oberarmen an. Ebenso sind in der Regel Hüften, Rücken, Nacken und Gesäß betroffen. Aber wem erzähle ich das?!

Abnormales Fett ist nicht nur für unförmige Körper-Proportionen verantwortlich, sondern verursacht auch gesundheitliche Nachteile wie erhöhtes Krebs-, Schlaganfall- und Herzinfarkt-Risiko – ganz zu schweigen von den Belastungen der Gelenke und des gesamten Skelettsystems sowie von den vielfältigen Problemen wie Verstopfung, Diabetes, Gicht, Rheuma, Arthritis, Bluthochdruck, Arterienverkalkung und möglichen Hirnblutungen.

Auch mentale und psychische Probleme resultieren aus der Fettsucht und sind nicht etwa grundsätzlich deren Auslöser. Manchmal aber eben doch. Es käme auf den Versuch an, sich die psychischen Probleme mal nach einer (nämlich dieser hier beschriebenen) richtigen Adipositas–Kur zu betrachten. Wahrscheinlich werden diese verschwunden sein und wenn nicht, dann nur noch in sehr milder Form auftreten.

In der Regel sind krankhafte Fettreserven für den Stoffwechsel nicht mobilisierbar. Sie werden erst kurz vor einem eventuellen Verhungern freigegeben.

Das ist auch der Grund, warum normale Diäten und Sport beim Abnehmen nicht langfristig greifen. Mit Sport verbessert man zwar seine körperliche Fitness und kann Muskelmasse aufbauen, aber die krankhaften Fettreserven werden nicht angegriffen. Bei herkömmlichen Diäten werden zuerst Wasser und dann sowohl essenzielle strukturelle und normale Fettreserven als auch Muskulatur verstoffwechselt.

Bis diejenigen Fettreserven angegriffen werden, die wir eigentlich loswerden wollen oder müssen, hat eine herkömmliche Diät uns schon mürbe gemacht, und wir brechen dann ab. Die überschüssigen krankhaften Fettreserven werden nicht angegriffen. Diese sind – wie gesagt – die absoluten Notreserven des Körpers, die nur kurz vor dem Verhungern freigegeben werden.

Von dieser Regel gibt es jedoch eine Ausnahme: Wenn HCG im Körper aktiv ist, signalisiert es den Körperfunktionen, genau diese Fettreserven zu verbrennen.

In seiner Klinik ging Dr. Simeons diesem Ansatz nach. Er kombinierte HCG-Injektionen mit einer sehr spezifischen 500-Kalorien-Diät. Nach vielen Jahren der Forschung an Tausenden von Freiwilligen hatte Simeons seine Methode perfektioniert. Die Resultate waren erstaunlich: Beinahe 100 Prozent seiner Patienten verloren je ein halbes Kilogramm Fett pro Tag. Und sie verloren **ausschließlich** das am schwersten zugängliche krankhaft gespeicherte Fett.

HCG ist das Mittel, das »Meswser«, das uns bisher gefehlt hat, mit dem sich die Fehlfunktion des Hypothalamus korrigieren lässt! Aber wir wussten es bisher nicht.

Welche Aufgaben hat der Hypothalamus?

Der Hypothalamus steuert über das Stoffwechselgeschehen, wo und wieviel Fett im Körper gespeichert wird. Ist der Hypothalamus gestört, können die durch ihn gesteuerten Körpersysteme – zentrales Nervensystem und Hormonsystem – nicht mehr richtig miteinander arbeiten. Das kann unter Umständen zu Übergewicht und, schlimmer noch, zur Adipositas (Fettsucht) führen.

Der Hypothalamus steuert auch unsere Emotionen und unsere Triebe und beherbergt das sogenannte Sättigungszentrum, das unseren Appetit und somit die Nahrungsaufnahme steuert. Zwei chemische Stoffe signalisieren dem Hypothalamus, den Stoffwechsel anzukurbeln oder abzusenken, den Appetit zu verstärken oder zu reduzieren sowie den Grad der Insulinausschüttung zu variieren. Diese Prozesse geraten aber oft und leicht aufgrund unseres extrem empfindlichen Gehirns aus dem Gleichgewicht. Was kann die ausgewogene Hirntätigkeit stören? Ich liste hier einmal auf, was das im Einzelnen sein kann:

- Die nicht optimalen Umweltbedingungen unserer heutigen Zeit
- Stress und Traumata, Schlafdefizit
- Ein Wechsel zwischen Hungerkuren und übermäßigem Essen
- ballaststoffarme Fertiglebensmittel
- Genetisch modifizierte Nahrungsmittel
- Künstliche Zusatzstoffe, wie MSG (Mono Sodium Glutamat) – bei uns als Natriumglutamat oder Hefeextrakt bekannt
- Giftige Chemikalien und Schwermetalle, wie z. B. Quecksilber in Amalgamfüllungen
- Alle künstlichen Süßstoffe, wie z. B. Aspartam (Stevia ist übrigens unbedenklich, da natürlichen Ursprungs)
- Bisphenol A (BPA) wirkt direkt auf den Hypothalamus. Bisphenol A ist Bestandteil vieler, wenn nicht sogar aller Produkte aus Plastik. Hierzu kann ich die hervorragende Dokumentation »Plastic Planet« des österreichischen Journalisten Werner Boote empfehlen. Wer sich näher informieren möchte, hier seine Webseite: www.plastic-planet.at
- und dieser informative Link zu Chemikalien in Wasserflaschen und Konserven http://goo.gl/gBJ0QK
- Fluor und Chlor im Trinkwasser (meist in den USA)
- Störungen durch elektromagnetische Felder (Elektrosmog)

... und einiges mehr.

HCG steigert die Leistung des Hypothalamus wieder auf optimale Maximalwerte. Dazu muss man es dem Körper zur Verfügung stellen. Krankhafte Fettreserven werden wieder als Energiequelle verfügbar gemacht, wenn zusätzlich eine niedrigkalorische Diät durchgeführt wird. Das wichtige strukturelle Fett und die Muskelmasse des Körpers werden nicht metabolisiert. Man verliert so nicht nur Kilogramm für Kilogramm, sondern auch jede Menge Zentimeter.

Die Diät ist penibel genau einzuhalten, damit die Fettreserven nicht sofort wieder aufgefüllt werden.

Auch wenn Sie nur wenig Gewicht zu verlieren haben, muss die Kur mindestens 23 Tage (inklusive Ladetage) lang durchgeführt werden. Eine große Verlängerung ist aber durchaus kein Problem.

Durch die dem Körper vorgegaukelte akute scheinbare Mangelernährung (übrigens ohne Hunger) signalisiert infolge der Hypothalamus den Fettzellen, dass die krankhaft gespeicherten Fettreserven zu verbrauchen sind. Das hierdurch umgewandelte Fett ergibt bis zu

3.000 Kalorien Energie, was einen sicheren und schnellen Fettverlust von bis zu einem halben Kilogramm pro Tag ausmacht.

Man erreicht schnell wohlgeformte Körperzonen, da das Fett nur so »dahinschmilzt«. Der Bauch wird schnell dünner, Hüften und Oberschenkel gewinnen wieder Normalform, Polster an Oberarmen, Knien und am Rücken verschwinden. Die Haut wird geschmeidig-weich und lässt den Körper frisch und trainiert erscheinen. Genial ist: Man verspürt so gut wie keinen Hunger. Durch die geringen Mengen HCG in den Injektionen und dem nicht mehr physisch vorhandenen HCG in Tropfen und Globuli sind keine schädlichen Nebenwirkungen aufgetreten. Positive gesundheitliche Nebenwirkungen lassen sich allerdings schon verzeichnen:

Entzündungen, bisher z.B. ausgelöst durch massives inneres Bauchfett, gehen zurück; Knie, Knöchel und Hüften werden schnell spürbar entlastet; Blutzuckerwerte und Blutdruck regulieren sich zum Normbereich; die Schlafqualität verbessert sich; die Stimmung hellt sich auf; Triglyzerid- und Cholesterin-Werte normalisieren sich; das Verlangen nach stärke-, zucker- und kohlenhydrathaltigen Nahrungsmitteln verschwindet usw. usf.

Der wohl größte Nutzen der Adipositas-Kur mit HCG und kalorienreduzierter Ernährung liegt eindeutig in der Erhöhung des Stoffwechsels auf Werte wie bei normalgewichtigen Menschen und dem Zurücksetzen (Reset) des Hypothalamus auf gesunde und normale Funktionsstärke und somit auch den Reset des sogenannten »Set-Point«.

Der »Set-Point« oder die »gesetzte Marke« definiert jenes Gewicht, das immer und immer wieder erreicht wird, egal welche Maßnahme zur Gewichtsreduktion gewählt wird. Diesen Teufelskreis können Sie nur mit einer direkten Beeinflussung des Hypothalamus unter Zuhilfenahme von HCG unterbrechen. Ein anderer Weg ist mir nicht bekannt.

Daher ist dies hier keine schnöde Diät, sondern die einzig wirksame Kur gegen Adipositas und Übergewicht. Das Körpergewicht bleibt nach der Kur durch den niedrigeren Set-Point und die enorme Erhöhung der Stoffwechselrate stabil. Man kann diese Kur auch öfter durchführen oder länger kuren, wenn das gewünschte Gewicht nach dem kurzen Zeitrahmen noch nicht erreicht ist. Einige Beschränkungen der Originalkur nach Dr. Simeons sind aufgehoben. Sie ist jetzt einfacher von zu Hause aus durchzuführen, wesentlich kostengünstiger und mindestens genauso effektiv.

Vorteile der Adipositas-Kur

- Schnelle Gewichtsabnahme!
- Bei Frauen durchschnittliche Gewichtsabnahme eines halben Pfundes pro Tag.
- Bei Männern durchschnittliche Gewichtsabnahme von einem Pfund pro Tag, was sich aber bei langen Kuren relativiert.
- Man lernt, gesunde Nahrung zuzubereiten und zu essen.
- Das allgemeine Energieniveau erhöht sich.
- Cholesterin- und Triglycerid-Werte sinken in den gesunden Bereich; verbesserte Schlaf-Qualität.
- Senkung der Gefahr, an Diabetes Typ 2 zu erkranken.
- Schlankeres, definierteres Erscheinungsbild.

... so viele persönliche Vorteile:

- Sie können spazierengehen, ohne atemlos zu werden.
- Sie können beim Sitzen die Beine überkreuzen.
- Sie können sich bücken, um Ihre Schuhe zuzubinden, und Sie sind allgemein beweglicher.
- Sie können ganz von Medikamenten wegkommen.
- Sie brauchen keine Angst mehr vor der Waage zu haben.
- Sie können wieder mit Ihren Kindern spielen und Sport treiben.

Leute, die das Diätprogramm von Dr. Simeons erfolgreich beendet haben, haben auch die folgenden Vorteile erfahren:

Kein Muskelschwund:	Verjüngtes strukturelles Fett
Fettablagerung:	Allgemein reduziert (Rettungsring und Doppelkinn sind verschwunden)
Schilddrüse:	Normalisiert

Körper:	Neu geformt
Hormone:	Ausgeglichen
Schlaf:	Bessere Nachtruhe
Nebennieren:	Erneuert
Appetit:	Normalisiert
Cholesterin:	Normalisiert
Konzentration:	Klarere Denkweise
Singstimme:	Verbessert
Laune:	Weniger irritiert, bessere Stimmung

Fassen wir die Vorteile einer Behandlung mit sublingual (unter der Zunge) zu nehmenden hHCG-Tropfen gegenüber einer Spritzenkur mit echtem HCG kurz zusammen:

- Sie müssen keine Mischung ansetzen, wie bei Dr. Simeons beschrieben.
- Diese muss auch nicht gekühlt werden. HHCG behält viel, viel länger seine Wirkung: mindestens ein ganzes Jahr, wenn nicht noch länger.
- Sie müssen keine Spritzen verwenden und diese täglich in Ihre Po-Muskulatur injizieren.
- Sie können die Kur länger als 40 Tage machen. Es gibt Fälle, bei denen die Kur über 120 Tage oder länger durchgeführt wird.
- **Diese Verlängerungen sind möglich, weil KEINE Immunität eintritt.**
- Die Wirkung ist dieselbe, wenn nicht gar besser.
- Es ist einfach viel bequemer und die Hemmschwelle, diese Kur zu beginnen, ist geringer.
- Die Frauen unter Ihnen können die Tropfen auch während Ihrer Periode weiter einnehmen, außer der Fluss ist zu stark. Dann setzen Sie für ein paar Tage aus.
- Sie werden keinen Haarausfall erleiden, wie es bei Verwendung von Injektionen von richtigem HCG vorkommen kann.
- Es ist wesentlich kostengünstiger als die Behandlung in einer Klinik oder die Kur-Begleitung durch einen Arzt.

Allerdings muss an dieser Stelle gesagt werden, dass Sie sich immer vor einer Diät von Ihrem Hausarzt auf Ihren allgemeinen Gesundheitszustand untersuchen lassen sollten. Lesen Sie auch den Disclaimer am Ende des Buches.

Mögliche Nebenwirkungen und Gefahren, auf die Sie achten sollten

- Es ist ganz normal (muss aber nicht sein), wenn Sie Kopfschmerzen bekommen – besonders in der ersten Woche. Das kommt von der Entgiftung, der Umstellung und davon, dass Sie keinen Zucker mehr essen.
- Es kann sein, dass Sie am Anfang unter Schlafstörungen leiden, sich tagsüber ruhelos oder reizbar fühlen.
- Möglicherweise haben Sie zu Beginn Durchfall, Verstopfung oder Brechreiz. Bei mir war es der Durchfall, da ich eine Fruktoseintoleranz habe. Es legte sich aber mit der Zeit. Ich habe das Gefühl, mein Körper toleriert die Fruktose jetzt besser.
- **Diätetische Beschränkungen können Menschen mit Gallenblasen-Problemen Schwierigkeiten verursachen.**
- Vereinzelt kommt es zu temporärem Haarausfall. Gewöhnlich aber nicht mit homöopathischem HCG.
- Wenn Sie Schilddrüsen-Medikamente nehmen, kann es sein, dass Sie schlechter abnehmen als ohne diese. Sie müssen sich mit Ihrem Arzt vor der hHCG-Behandlung beraten, da die Medikamente eventuell angepasst werden müssen (erfreulicherweise meistens im Sinne einer Reduzierung).
- Es können sich Änderungen im Zyklus der Frau ergeben (früher, später, zu Beginn schwererer Fluss, länger dauernd als normal, Krämpfe).
- Wenn Sie schwanger sind, sollten Sie KEINE hHCG-Behandlung machen. In dem Fall haben Sie genügend HCG im Körper. Eine gute Chance abzunehmen. Das ist aber kein ärztlicher Rat.

Wenn man von **Dr. Simeons** absieht.

Die Durchführung der Adipositas-Kur

Die Kur in der Praxis

Ich schlage Ihnen vor, zuerst einmal den knappen zweiten Teil dieses Buches zu lesen und das PDF herunterzuladen, damit Sie sich intensiver mit den theoretischen Überlegungen und den praktischen Ratschlägen von Dr. Simeons vertraut machen können.

Kommen wir jetzt zur richtigen Durchführung der Kur. Das ist inhaltlich ganz wichtig, da hiervon Erfolg oder Misserfolg entscheidend abhängen. Kleben Sie förmlich an den Worten und machen Sie alles ganz genau so, wie ich es Ihnen beschreiben werde.

Die Adipositas-Kur ist in fünf Phasen unterteilt. Da wäre als Allererstes die **Darmreinigungsphase**, die auch ein **Programm zur Entfernung von Parasiten** enthält. Diese Vorab-Phase ist optional, aber sehr wichtig für den Erfolg der Kur. Die eigentliche Kur beginnt mit den **Ladetagen,** gefolgt von der **Diätphase**, als Drittes die **Stabilisierungsphase** sowie die **Austestungsphase**. Die letzten beiden sind, ebenso wie die Diätphase, für das Gelingen der Kur in Bezug auf den »Reset« des Hypothalamus und in Bezug auf die Stabilisierung des neuen, leichteren Gewichts von herausragender Bedeutung. Kleine oder große Fehler können den Erfolg der gesamten Kur gefährden.

Phase 0	Die Darmreinigungsphase (inklusive Parasitenprogramm)
Phase 1	Die beiden **Ladetage**
Phase 2	Die eigentliche **Diätphase** (so lange Sie wollen und können)
Phase 3	Die **Stabilisierungsphase** (idealerweise so lang wie Phase 2)
Phase 4	Die **Austestungsphase** (so lange wie nötig)

Die Vorbereitung der Kur – Was man für die Kur braucht

Unbedingt erforderlich ist das homöopathische HCG, das als Tropfen oder als Globuli erhältlich ist.

Sie werden vielleicht sagen: Homöopathie? Das ist doch Humbug oder Hokuspokus, da ist doch gar nichts mehr drin von der ursprünglichen Substanz. Ja, das habe ich auch gedacht. Und es ist de facto auch nichts mehr drin. Wussten Sie, dass die Schwangerschaftstests auf HCG testen? Das HCG wird, sobald eine Schwangerschaft beginnt, vom Körper der Mutter produziert, um das Ungeborene optimal versorgen zu können. Durch die Aktivierung des Hypothalamus werden so die Fettreserven der Mutter angezapft.

Beim homöopathischen HCG (im Folgenden hHCG genannt) schlägt der Schwangerschaftstest nicht an, wenn man auf HCG testet. Das bedeutet, dass kein HCG mehr enthalten ist. Aber die Information ist immer noch enthalten und wird durch die Potenzierung erheblich verstärkt, was zu genau den gleichen Wirkungen führt wie das echte zu injizierende HCG des Dr. Simeons. Glauben Sie nicht? Probieren Sie es aus. Vielleicht ist hHCG auch bei Ihnen die erste homöopathische Substanz, die wirkt.

Globuli und Tropfen

Beim Verweis auf Internetadressen besteht immer das Problem, dass die Informationen der Versandhändler und die Verfügbarkeit der Tropfen und Globuli starken Veränderungen unterworfen waren. Das heißt, manch eine Seite ist aus dem Internet verschwunden oder die Produktpalette hat sich geändert, Produkte wurden aus dem Sortiment entfernt. Daher habe ich mich entschlossen, immer aktuell auf einer Unterseite meiner Internetpräsenz die aktuellsten Informationen bereitzuhalten. Diese können Sie hier abrufen:

http://www.die-adipositas-kur.de/aktuell

Homöopathische HCG Globuli in der Potenz C30

Heutzutage ist es sehr leicht und günstig, direkt über die Apotheke vor Ort oder eine Onlineapotheke homöopathische HCG Globuli zu erwerben. Ich habe mich entschlossen, hier keine Firma exemplarisch hervorzuheben. Bitte schauen Sie für Informationen darüber auf meine Unterwebseite http://www.die-adipositas-kur.de/aktuell oder wenden Sie sich an Frau Jochims, die Ihnen gerne eine Empfehlung hierzu gibt.

Bei den Globuli handelt es sich um im klassisch homöopathischen Potenzierungsverfahren hergestellte Kügelchen. Hier wurde echtes HCG so potenziert, dass es für unsere Belange genau richtig ist. Die Potenz C30 passt für die meisten.

Die Einnahme der Tropfen und Globuli

Nach Rücksprache mit einer Homöopathin hat sich die Einnahmeempfehlung bei den Globuli (bisher 3-mal 5 Stück) auf **2-mal 3 Stück** verringert. Nach ihrer Erfahrung sollte dem Hypothalamus nicht zu häufig mit einer zu hohen Dosis die Information »eingeprügelt« werden, um optimal zu wirken. So reichen ihre Globuli auch um einiges länger.

Geben Sie diese unter die Zunge und belassen diese für 2 bis 3 Minuten dort, bis sie sich aufgelöst haben und schlucken danach alles einfach runter.

Wählen Sie Tropfen, zum Beispiel die der Salvator-Apotheke in Eisenstadt/Österreich, sprühen Sie 2-mal täglich 2 Sprühstöße unter die Zunge. Vielleicht reicht aber auch zwei Mal ein Sprühstoß. Die Modalitäten (ärztliches oder Heilpraktiker-Rezept, nur telefonische Bestellannahme) für die Tropfen, die mehrere Potenzen enthalten, finden Sie auf der oben genannten Unterwebseite. Dort gibt es aber noch andere Quellen für Tropfen und Globuli.

Es ist wichtig, dass ein paar Stunden zwischen den Einnahmen liegen. Sie brauchen sie nicht zu den Mahlzeiten zu nehmen, da sie keinen direkten Einfluss auf Verdauung oder Sättigung haben. Der hHCG-»Spiegel« wird vielmehr an den ersten beiden (Lade-)Tagen aufgebaut und dann über die gesamte Diätperiode hochgehalten.

Bisher hatte ich den Ratschlag gegeben, **vor der Einnahme und danach** mindestens 20 Minuten bis zu einer halben Stunde nichts zu essen oder zu trinken und nicht zu rauchen. Aber das ist nicht wirklich notwendig. Achten Sie nur darauf, vor der Einnahme keinen anderen Geschmack mehr im Mund zu haben. Ein Glas Wasser kann da helfen.

Ich empfehle, die Einnahme morgens, wenn Sie noch im Bett liegen und abends, wenn Sie sich zur Nachtruhe begeben. So ist es am wenigsten stressig.

Es wird auch geschrieben, dass Sie einen Tag in der Woche kein hHCG einnehmen sollen, um einer Immunität und deren negativen Auswirkungen, wie bei Simeons beschrieben, vorzubeugen. Das ist aber ein Ammenmärchen, da gegen hHCG keine Immunität erzeugt werden kann. Das brauchen Sie also nicht zu beachten.

Hier noch mal eine kleine Tabelle zur Übersichtlichkeit:

	Globuli	Tropfen
Wie viel	3 Stück	2 Sprühstöße
Wie oft	2-mal am Tag	2-mal am Tag
Wohin	Unter die Zunge	Unter die Zunge
Wie lange	2 bis 3 Minuten	2 bis 3 Minuten
Wann	Morgens und abends	Morgens und abends

Sollten Sie mit diesen Dosierungen trotzdem noch Hungergefühle haben, probieren Sie bei den Globuli eine Tagesdosis von 2-mal 2 Globuli aus. Eventuell auf 2-mal einen Sprühstoß bei den Tropfen reduzieren.

Bitte NICHT die Dosis bei beiden erhöhen, da dadurch die Hungergefühle nur größer werden können!

Die falschen Mittel

Vielleicht sind Sie auf der Suche nach homöopathischem HCG im Internet schon mal auf die jetzt bei Biovea erhältlichen HCG Activator-Tropfen oder die bioenergetisch informierten Hormony-Tropfen gestoßen. Diese beiden werden für Die Adipositas-Kur nicht (mehr) empfohlen. Und das aus zwei unterschiedlichen Gründen.

Die Activator-Tropfen enthalten überhaupt kein HCG, sondern lediglich Ingredienzien, die das schon im Körper befindliche HCG sozusagen aktivieren sollen. Es gibt mehr Berichte darüber, dass das nicht richtig funktioniert, als dass es funktioniert.

Bei den Hormony-Tropfen wird – und daran muss man im Gegensatz zur klassischen Homöopathie wirklich glauben – über eine HCG enthaltende Substanz ein Trägermedium quasi ohne direkten Kontakt darüber informiert, dass es jetzt doch bitte die Informationen des danebenstehenden HCGs übernehmen solle. Ohne diese Produktbeschreibung vielleicht unberechtigterweise verunglimpfen zu wollen, äußern Betroffene häufig, dass diese Tropfen den Hunger nicht nehmen. Und deshalb muss auch an der Wirkung auf den Hypothalamus eher gezweifelt werden.

Um es noch mal ganz klar hervorzuheben: Die Biovea HCG-Activator-Tropfen und die bioenergisch informierten Hormony-Tropfen werden für **Die Adipositas-Kur** und auch für **Die Grüne Adipositas-Kur NICHT** empfohlen!

Dinge, die Sie noch besorgen sollten ... bevor Sie die Kur beginnen

Vitalstoffe und Nahrungsergänzungsmittel

Von Vorteil ist die zusätzliche Einnahme hochwertiger Nahrungsergänzungen, die **unsere Zellen optimal versorgen und schützen**, die Haut bei der Straffung unterstützen und die zusätzlich Giftstoffe aus dem Gehirn und damit vom Hypothalamus entfernen.

Dabei ist es absolut wichtig, dass diese aus rein natürlichen Quellen und im Kaltherstellungsverfahren hergestellt wurden. Nur diese können von Ihrem Körper optimal aufgenommen und von den Zellen verarbeitet werden. Da die meisten im Handel erhältlichen Vitalstoffe künstlich bzw. synthetisch hergestellt werden, stellen solche einen weiteren Störfaktor für den Hypothalamus dar.

Um die Schadstoffe, die den Hypothalamus außer Lot gebracht haben, aus dem Körper auszuleiten, ist es unbedingt erforderlich, zusätzlich zu entgiften.

Das **Depotfett** wirkt im Körper wie ein Staubsauger, der alle Schlacken und Gifte des Körpers aufsaugt und einlagert. Wenn diese Fettzellen nun durch das hHCG geöffnet werden, wird der Körper von Giftstoffen überschwemmt. Das ist so wie ein Staubsaugerbeutel, der im Staubsauger platzt. Dann habe ich im Körper das totale Chaos und ein echtes Problem – wenn ich keine Vitalstoffe zu mir nehme.

Da unter der Einnahme des hHCGs in der Regel eine rasche Gewichtsabnahme stattfindet, ist es sinnvoll, mit **einem starken Zellschutz** den Aufbau von Kollagen und Elastin zu fördern. Damit wird das Bindegewebe und der gesamte Stützapparat gestärkt.

Nähere Informationen zu den von mir bevorzugten Vitalstoffen erhalten Sie weiter hinten im Buch.

Da wir mit der Kur eine körperliche Ausnahmesituation schaffen, die eventuell auch in mentalen, psychischen oder physischen Stress ausartet und den Kortisolspiegel ansteigen lässt, der wiederum die Abnahme behindern kann, ist es sinnvoll, die wirkungsvollste bekannte Methode für eine natürliche und dauerhafte Senkung des Kortisolspiegels für uns zu verwenden. Dazu auch an anderer Stelle mehr. Sie werden begeistert sein.

Fett- und ölfreie Kosmetika

Hierzu ist anzumerken, dass sich immer mehr herauskristallisiert, dass es häufig keinerlei Probleme macht, wenn die bisher verwendeten fett- und ölhaltigen Kosmetika weiter genommen werden. Viele Anwender im Forum www.Ketario.de spüren keinerlei Unterschiede in der Abnahme oder Stabilisierung, wenn sie ihre gewohnten Produkte einfach weiter nehmen. Vielleicht liegt das an der Verwendung des homöopathischen HCG gegenüber der Spritzenkur von Dr. Simeons. Genau weiß es aber eigentlich niemand. Wenn Sie aber auf Nummer sicher gehen wollen und sich nahe an Dr. Simeons Protokoll halten wollen, dann lesen Sie hier weiter:

Die häufigsten Nachfragen im Forum und auch per E-Mail kommen komischerweise zum Thema Kosmetik. Was kann ich verwenden, um in der Diätphase kein Öl oder Fett über die Haut aufzunehmen. Worauf muss ich achten, wenn ich Kosmetik einkaufe.

Allgemein sollten Sie darauf achten, dass Ihre Pflegeprodukte nicht rückfettend sind und keine pflanzlichen oder tierischen Öle und Fette beinhalten. Erlaubt sind lediglich Mineralöle, die sich hinter folgenden Begriffen verstecken:

Paraffin(-öl), Petroleum (Petrolatum), Glyzerin (Glycerin), Lanolin, Wollfett

Für die Körper- und Haarpflege habe ich mir Lavera Neutral Duschshampoo bestellt. Inhaltsstoffe: demineralisiertes Wasser, pflanzliches Glycerin, Natriumlaurylsulfoacetat, Lauryl Glucosid, Sucroselaurat, Glucose Glutamat, Kokosfettsäure, Glutamat.

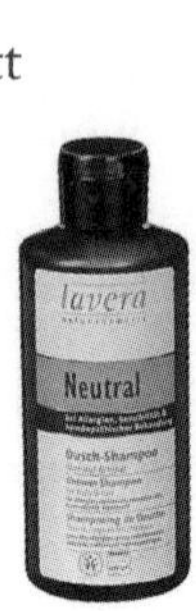

Zum Händewaschen habe ich mir angewöhnt, einfach nur sehr warmes Wasser zu nehmen, dafür aber ein bisschen länger zu waschen. Das klappt hervorragend. Seife ist mir langfristig zwar lieber, aber ich musste ja nur während der Diätphase darauf verzichten.

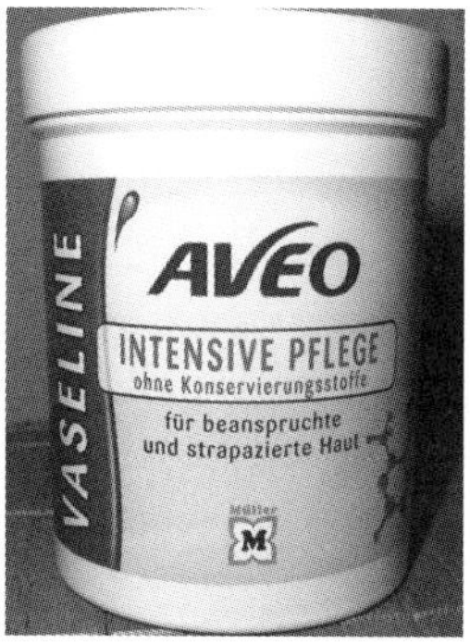

Als Hautpflegeprodukte sind auch Melkfett oder Vaseline geeignet. Diese sind auf Mineralölbasis hergestellt und gehen nicht als Nährstoff in die Blutbahn ein. Mir gefällt diese Marke, da sie im Gegensatz zur Original-Vaseline geschmeidiger ist. Beim Melkfett schwöre ich auf die Marke Eris, erhältlich im Kaufland. Aber auch jede andere Marke sollte funktionieren.

Hier noch ein paar Einkaufsvorschläge von AnwenderInnen aus dem Forum www.Ketario.de

- Aloe Vera Hautgel – Link: http://goo.gl/elYWiu
- Aloe Vera Feuchtigkeitsgel – Link: http://goo.gl/O4Hsqz
- Dr. Hauschka Gesichtstonikum – Link: http://goo.gl/nzq8Nz
- Balea Med ph Hautneutral Produkte – Link: http://goo.gl/QsOTtJ
- Avene Beruhigendes Feuchtigkeitsserum – Link: http://goo.gl/mt7uUF
- Haarwasser ohne Fett – Link: http://goo.gl/9aho3S
- Alverde Waschgel – Link: http://goo.gl/SHucjm
- Bei Ebay mit der Suche (Oilfree) – Link: http://goo.gl/X16YJ7

Wasser und Salz

Da es bei dieser Kur Pflicht ist, mindestens 2 Liter am Tag zu trinken – am besten reines Wasser – empfehle ich Ihnen, über die Anschaffung einer Umkehrosmose-Anlage nachzudenken.

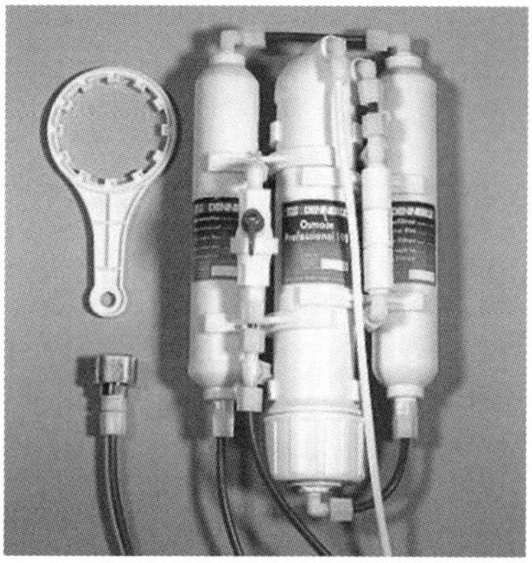

Diese gibt es bei eBay für bereits knapp über 50 Euro. Die Installation ist leichter als Sie vielleicht denken. Für den Geschmack und die Belebung des Wassers habe ich mir noch Bergkristalle gekauft, die ich in die 5-Liter-Glasballons lege. Das Wasser schmeckt dann besser als alles andere, was ich je getrunken habe. Und es ist auch noch viel sauberer als Leitungs- oder Mineralwasser aus der Flasche. Ich habe mir schon vor drei Jahren so etwas zugelegt und bin zum passionierten Wassertrinker geworden. Auf dem Bild ist eine sehr einfache Anlage zu sehen, die für mich vollkommen ausreicht. Meine Eltern konnte ich vor Kurzem davon überzeugen, sich auch eine Anlage zuzulegen. Diese ist aber vollautomatisch, hat zudem einen eigenen Wasserbehälter und einen extra Wasserhahn, der auf der Spüle platziert wurde. Das ist natürlich noch komfortabler und viel teurer war diese Anlage auch nicht.

Jetzt fragen Sie sich sicherlich, was denn der Sinn einer Osmoseanlage ist und warum man nicht einfach normales Leitungswasser oder Mineralwasser aus Flaschen trinken sollte. Osmose bezeichnet hier den Vorgang der Erzeugung von Reinstwasser aus Leitungswasser, das durch eine Hightechmembran mit nur sehr, sehr kleinen Löchern gepresst wird.

Dies bewirkt, dass nur das relativ kleine Wassermolkül passieren kann und alle chemischen und physikalischen Verunreinigungen herausgefiltert werden – ebenso alle Mineralien. Und das ist auch gut so, denn die Mineralien, die uns immer so angepriesen werden, liegen auch bei Mineralwässern in einer Form vor, die der Körper nicht verwerten kann. Unsere Zellen können diese einfach nicht aufnehmen, da sie zu groß sind, um überhaupt die Zellwände durchdringen zu können. Was passiert aber dann mit den Mineralien? Sie lagern sich in unseren Gefäßen und Organen als Kalkablagerungen ab. Das heißt, wir verkalken. Und das führt zu allen möglichen vemeidbaren Krankheiten und Leiden.

Es wäre jetzt aber auch falsch, nur das Reinstwasser zu trinken und keine Mineralien zuzuführen. Dies würde dazu führen, dass das reine Wasser noch die restlichen schon in den Zellen vorhandenen Mineralien herausziehen würde. Daher müssen wir dem Körper wieder Mineralien zuführen.

Um von den Zellen aufgenommen werden zu können, müssen diese in ionisierter Form vorliegen, was bedeutet, dass die einzelnen Teile kleiner sind und die Zellwand durchdringen können. Diese ionisierte Form können wir erreichen, indem wir aus hochwertigem Steinsalz (ich benutze Himalayasalz oder Halitsalz) eine Sole ansetzen und jeden Tag ein paar Teelöffel in Wasser aufgelöst zu uns nehmen.

Etwas Besseres können Sie für Ihren Körper gar nicht tun. Reines Wasser ist unser Nahrungsmittel Nummer 1 und echtes naturbelassenes Steinsalz (Sole) unser zweitwichtigstes.

Auf Youtube gibt es einen sehr interessanten Vortrag von Peter Ferreira zum Thema »Wasser und Salz« und den erstaunlichen gesundheitlichen Wirkungen dieses vitalen Duos. Unbedingt ansehen:

http://goo.gl/JQtI60

Ebenso sei hier noch mal auf die Bücher von Fereydoon Bathmanghelidj hingewiesen. Diese finden Sie in den Literaturempfehlungen am Ende des Buches.

Ich trinke mindestens 5 Liter reines Wasser am Tag plus einen Liter entkoffeinierten Kaffee.

Wasser zu trinken hilft dem Körper, die bei der Kur freigegebenen Giftstoffe, Fettzellenreste – und was auch immer noch mit raus will – auszuspülen. Alternativ können Sie auch Tee trinken. Allerdings sollte der nicht gesüßt sein, außer mit Stevia. Sie können Tee, Wasser und (auch koffeinierten) Kaffee unbegrenzt trinken.

L-Glutamin

Ein guter Tipp aus den Yahoo-Groups ist die Einnahme von L-Glutamin in Pulverform (keine Kapseln oder Tabletten). Wenn es Ihnen nicht gut geht, was meist an Entgiftungstagen auftreten kann, und ein Hungergefühl Sie packt, nehmen Sie eine Teelöffelspitze 100 % pures L-Glutamin-Pulver unter die Zunge und lassen Sie es eine Weile dort. Sie werden merken, dass Ihr Hungergefühl verschwindet. Dieser Einfall kam mir an Tag 62 meiner Kur. Ich bestellte es gleich bei eBay.

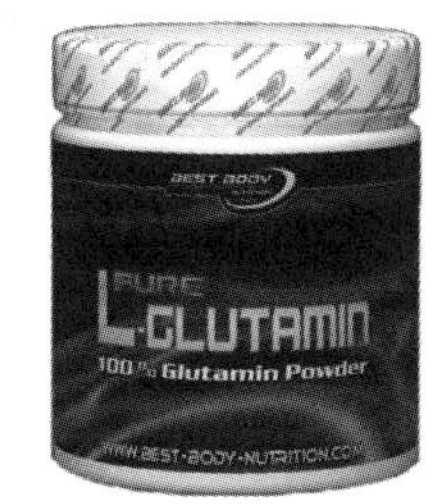

Grissini

Als Stärkequelle während der Diätphase erlaubt Dr. Simeons Brotsticks nach Grissini-Art. Diese haben mir sehr gut gemundet. Gekauft habe ich sie bei Edeka. Es sollte sie aber in jedem gut sortierten Supermarkt geben. Bei Discountern muss man Glück haben.

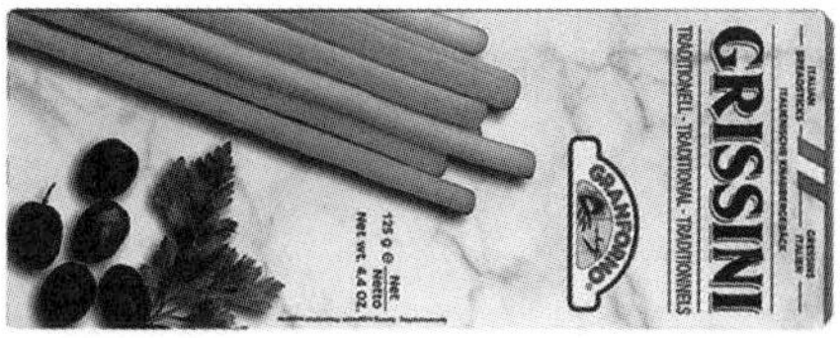

Achten Sie darauf, dass Sie eine Packung nehmen, in der nur 20 Sticks sind. Es gibt auch Packungen, die 40 Stück enthalten. Diese Grissini sind kleiner, und Sie können davon 2 pro Mahlzeit essen. Aber sie schmecken nicht so kross wie die hier abgebildeten. Von denen dürfen Sie aber nur einen pro Mahlzeit oder zwischendurch essen. Ich habe mir angewöhnt, eine Stange vormittags und eine zum nachmittäglichen Kaffee zu essen. Bedenken Sie, diese 20 Kalorien pro Stange müssen Sie bei den regulären Mahlzeiten abziehen. Zu einer Mahlzeit dürfen Sie daher nur 330 Kalorien rechnen und zu der anderen dann 350, wenn Sie nur einen Grissino pro Tag essen wollen.

Auch ganz wichtig: Sie brauchen eine **Personenwaage**, die Ihr Gewicht trägt und die mindestens in 100 g-Schritten anzeigt.

Außerdem benötigen Sie eine **Küchenwaage**, die im Grammbereich anzeigt und mindestens 500 g Gewicht aushält. Eine Briefwaage, wie Dr. Simeons fordert, ist nicht nötig, da die heutigen Küchenwaagen schon sehr genau messen und digital anzeigen.

Beide Geräte sind heutzutage schon günstig zu erwerben. Am besten sind digitale Anzeigen.

Phase 0

Darmreinigung mit Colon Formula

Haben Sie sich schon mal gefragt, woher die Heißhungerattacken und der ständig lauernde Hunger rühren?

Das liegt zum einen daran, dass unser Körper echten Hunger hat, dass ihm etwas fehlt und dass er dies jetzt haben muss. Oder anders ausgedrückt: Die Zellen unseres Körpers, die ja sozusagen die »Endverbraucher« und das Ziel der Nährstoffe sein sollten, die wir aufnehmen, werden nicht ausreichend versorgt.

Möglicherweise haben Schädigungsprozesse an den Darmwänden, ausgelöst durch eine zucker-, fett- und schadstoffreiche Ernährung, bereits dazu geführt, dass die wenigen wertvollen und verwertbaren Mikronährstoffe (Vitamine, Mineralien, Antioxidantien) nicht mehr von den Darmzotten aufgenommen werden. Das führt zu einer chronischen Unterversorgung der Zellen, die ihrerseits nun Signale aussenden und uns mehr essen lassen, um dies auszugleichen.

Das funktioniert aber nur bedingt und führt durch die vermehrte Aufnahme von Makronährstoffen wie Kohlenhydrate, Fett und Protein meist zu einer positiven Energiebilanz – mit dem Ergebnis der weiteren Gewichtszunahme bei gleichzeitiger weiterer Unterversorgung mit Mikronährstoffen.

Dies ist ein Teufelskreis – und einer der Gründe, warum wir nach der Adipositas-Kur auch wieder zunehmen können. Wir müssen dieses Problem ebenso angehen wie den Reset des Hypothalamus. Auch schon während der Diätphase.

Das Protokoll von Dr. Simeons wurde vor über 50 Jahren geschrieben. Zu dieser Zeit ernährte man sich noch weitaus natürlicher und ausgewogener, ebenso war die Qualität der Böden noch eine andere.

Heute kommt ein Großteil unserer Nahrungsmittel als Fertigprodukt auf den Tisch. Die meisten Menschen schaffen es also schon unter normalen Umständen nicht, sich ausgewogen zu ernähren. Und jetzt, in der Diätphase, bekommen wir erst recht nicht ausreichend Vitalstoffe!!

Was können wir tun?

Wir müssen dafür sorgen, dass unsere Zellen genügend Mikronährstoffe erhalten und diese ungehindert bis in die Zellen vordringen können. Eine Darmreinigung wäre ein erster Schritt, um die grundlegende Voraussetzung dafür zu schaffen. Der Darm muss frei von uralten Schlacken und Verunreinigungen sein, um den Darmzotten die Möglichkeit zu geben, Makro- und Mikronährstoffe ungehindert in den Körper schleusen zu können.

Unsere Blutgefäße müssen elastisch und frei sein, um die Nährstoffe weiter transportieren zu können. Die Zellen an sich müssen wieder die Fähigkeit erlangen, durch die Zellwand alles perfekt aufnehmen zu können. Dann wird es auch keine permanenten Hungersignale mehr geben. Mit einem Wort:

Die Nährstofflogistik muss funktionieren. Der Darm gilt als das »zweite Gehirn« unseres Körpers!

Mit einer Länge von etwa 6–8 Metern, einer Oberfläche von gut 200 Quadratmetern (das entspricht ungefähr der Ausdehnung eines Fußballplatzes) und einer größeren Ansammlung von Nervenzellen als im Gehirn beeinflusst das größte Verdauungsorgan unseres Körpers mit seiner Funktion unmittelbar unsere Gesundheit und hat eine immense Bedeutung für sie.

In gesundem Zustand wiegt der Darm ungefähr 2,5 kg. Der Dünndarm weist dann eine Dicke von ca. 3–4 cm auf, der Dickdarm von ca. 5 cm. Erschreckend ist, dass mancher Darm bis zu 20 kg (!) wiegen kann; wir haben es dann mit Ablagerungen und Schlacken mit einem Gewicht von bis zu 18 kg (!) zu tun.

Bei Obduktionen Erwachsener konnten teilweise sogar Ablagerungen von Muttermilch nachgewiesen werden!

Der Darm nimmt alles auf, was wir essen (Zusatzstoffe, Konservierungsstoffe, Farbstoffe etc.).

ALLES lagert sich im Darm ab.

Ein verschlackter Darm kann seine Aufgaben nicht mehr optimal erfüllen. Hierzu gehören:

- Schutz vor Infektionen (80 Prozent des Immunsystems befinden sich im Darm!)
- Produktion von Fettsäuren
- Regulierung der Schleimhaut
- Aktivierung der Nährstoffsubstanzen
- Ausscheidung von Schad- und Giftstoffen

Colon Formula (der Wischmopp) besteht aus 100 Prozent natürlichen löslichen Ballaststoffen. Es dient dazu, die gelösten Verkrustungen (Schlacken) aufzunehmen.

Außerdem enthält es die sogenannten Bifidobakterien, die zu den wichtigsten Bestandteilen der Darmflora gehören. Sie sorgen für eine gesunde Immunfunktion und für ein gesundes Säure-Basen-Gleichgewicht.

Parasiten raus mit Para Cleanse

Dabei handelt es sich um eine spezielle Kräutermischung zur kurmäßigen Reinigung des Darms von Parasiten. Para Cleanse sind Tabletten und diese enthalten verschiedene Aminosäuren sowie zehn verschiedene Kräuter, die von Naturheilkundigen angewendet werden, um die natürlichen Reinigungsprozesse des Körpers zu unterstützen. Da jeder, der einmal mit Tieren zu tun hatte, auch mit Parasiten rechnen muss, gehört Para Cleanse zum Reinigungsprogramm dazu.

Und glauben Sie mir, diese Burschen wollen Sie nicht in Ihren Därmen haben:

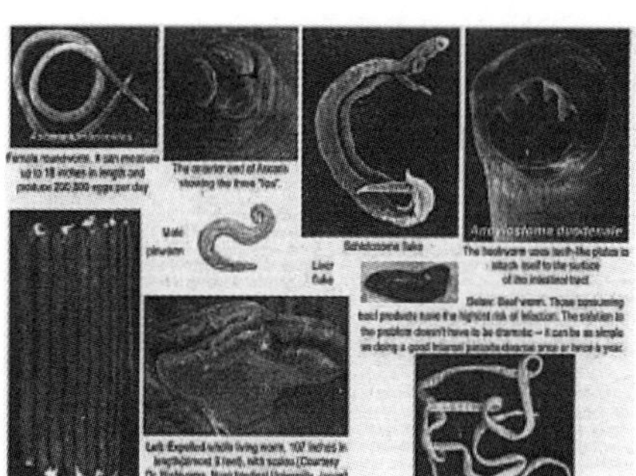

Entgiftung mit organischem Schwefel (MSM)

Wichtig ist auch eine zusätzliche Entgiftung, denn Sie können Schadstoffen kaum aus dem Wege gehen. Allein im Haushalt kommen 50 000 Gebrauchschemikalien und 3 000 Konservierungsstoffe zum Einsatz. Aber: Mineralien und Spurenelemente unterstützen die Entsorgung von Schadstoffen (Quelle: *Andreas Jopp: Risikofaktor Vitaminmangel*).

Der Mensch ist den Giftstoffen aus der Umwelt meistens über Jahre ausgesetzt. Die tägliche Dosis erscheint Fachleuten meist nicht sonderlich gefährlich. Wie erklärt man aber dann den makabren Umstand, dass sich Krematorien einer stetig steigenden Schadstoffkonzentration ausgesetzt sehen und vom Gesetzgeber gezwungen werden, immer neue Filter zur Schadstoffbindung zu installieren (Quelle: *Frank Liebke: MSM – eine super Substanz der Natur*).

Die individuelle Schadstoffbelastung eines Menschen kann nicht genau erfasst und gemessen werden, da toxische Substanzen unter anderem tief in Organ- und Fettgewebe, in das Gehirn sowie ins Knochenmark eingelagert werden. Deshalb ist es in der heutigen Zeit wichtiger denn je, die körpereigenen Stoffwechselvorgänge zur Entgiftung ständig bei ihrer Arbeit zu unterstützen.

MSM ist eine biologisch aktive, organische Schwefelverbindung und kommt in allen lebenden Organismen vor. Es ist ebenfalls ein Bestandteil der Nahrung. Bei der Verarbeitung der Nahrung geht aber eine Menge davon verloren. Dadurch verliert unser Körper diesen wichtigen Nahrungsbestandteil.

Ungefähr die Hälfte des Gesamtschwefelgehalts des Körpers findet sich in Muskulatur, Haut, Nägeln und Haaren. Schwefel wird auch für die Kollagensynthese benötigt und ist Hauptbestandteil von Knorpeln und Bindegewebe.

Was bewirkt MSM?

Erhöhung der Durchlässigkeit der Zellmembranen und dadurch Verbesserung der Nährstoffaufnahme und der Ausscheidung von Stoffwechselschlacken. Hört! Hört!

MSM wirkt als Verstärker der meisten Vitamine und Mineralstoffe. Es verbessert die Aufnahme und verlängert die Lebensspanne dieser wichtigen Stoffe.

Es ist ein Antioxidans und reagiert mit Giften im Körper, deaktiviert sie und beschleunigt auch ihre Ausscheidung.

MSM ist eines der wenigen Antioxidantien, **welche die Blut-Hirn-Schranke passieren können** und entzieht dadurch auch dem Gehirn und dem Hypothalamus Schadstoffe! Es lässt ihn wieder besser funktionieren. Das wollen wir ja mit der Kur erreichen. MSM tut hierbei einen guten Job.

Es verbessert die Konzentrationsfähigkeit und geistige Beweglichkeit. Es hilft bei Depressionen und Angstzuständen. MSM lindert Beschwerden bei **Nahrungsmittelallergien**, Kontaktallergien und Inhalationsallergien. MSM wirkt äußerst effektiv bei Autoimmunerkrankungen. Verschiedene Studien zeigten, dass MSM bei Arthritis die Entzündung und Degeneration der Gelenke wesentlich senken konnte.

Bei Diabetikern erhöht MSM die zelluläre Glucoseaufnahme. Muskelschmerzen und Krämpfe konnten deutlich reduziert werden. Bei Sportlern verbessert MSM die Leistung und verkürzt die Erholungsphase. In der Schmerztherapie zeigte MSM bessere Wirksamkeit als Codein oder Aspirin.

Durch die Verbesserung der Elastizität des Lungengewebes und der Permeabilität der Zellmembranen kann die Sauerstoffaufnahme erhöht werden. Darüber hinaus verhindert MSM Zusammenballungen von Erythrozyten, sodass diese mehr Sauerstoff aufnehmen können. Stressintoleranz konnte durch MSM wesentlich gesenkt werden. Schwefel wird als das Schönheitsmineral der Natur bezeichnet, denn es hält die Haut weich und das Haar bekommt Glanz. Viele Hauterkrankungen wie Akne, Rosacea oder Ekzeme, die häufig allergisch bedingt sind, sprechen sehr gut auf MSM an. MSM hat sich in kurzer Zeit einen festen Platz in den Behandlungsprotokollen derjenigen Therapeuten erobert, die sich ernsthaft und gezielt mit dem Thema »Entgiftung« beschäftigen.

MSM stellt somit eine sinnvolle Ergänzung der Ernährung in Zeiten der Entgiftung dar.

Der Naturstoff MSM wurde über viele Jahre als Nahrungsergänzungsmittel eingesetzt, ohne dass irgendwelche Unverträglichkeits- oder allergische Reaktionen hervorgerufen wurden. Es handelt sich um eine natürliche Substanz, die im Meer, in den Wolken und im Regenwasser enthalten ist; die Toxizität entspricht der des Wassers.

Wasser ist zur Ausscheidung von Giftstoffen außerdem sehr wichtig!

Bitte unbedingt auf Einhaltung einer täglichen Wassermenge von mindestens 2 Litern achten!

Beratung und Bestellung

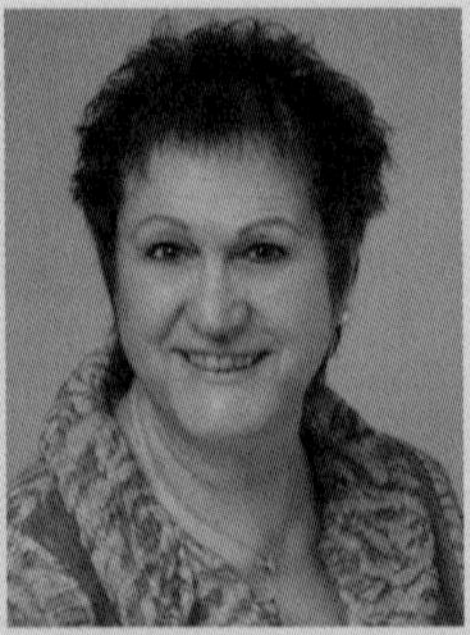

Frau Antje Jochims
– Backoffice Matthias Jünemann –
67105 Schifferstadt

Für eine **kostenlose individuelle Beratung** und Produktbestellung wenden Sie sich bitte vertrauensvoll an Frau Antje Jochims, die Ihnen sehr freundlich mit Rat und Tat zur Seite stehen wird. Sie erreichen sie unter der Telefonnummer:

+49 (0)6235 – 49 33 91

Oder senden Sie ihr eine E-Mail, mit dem Hinweis, dass Sie dieses Buch gelesen haben und erbitten weitere Informationen zu den einzelnen Produkten. Ihre E-Mail-Adresse ist:

info@die-original-stoffwechselkur.de

Phase 1 und Phase 2

Die Ladetage

An den beiden Ladetagen können Sie noch mal so richtig schlemmen. Essen Sie alles, was Sie in den nächsten Wochen nicht mehr genießen können – so viel sie wollen. Sie werden feststellen, dass Sie gar nicht mehr so viel essen möchten. »Zwingen« Sie sich dazu, denn es ist wichtig, dass Sie für die ersten Tage der folgenden Diätphase noch aus Ihren Kohlenhydratspeichern zehren können. So werden diese ersten kargen Tage nicht ganz so hart für Sie. Richtig vorbereitet kann Ihr Körper noch von den aufgenommenen Kalorien leben, bis das hHCG zu wirken beginnt und eventuell normale und essenzielle Fettreserven, die unter einer vorherigen Diät gelitten haben, wieder auffüllen.

Beginnen Sie an Tag 1 mit der Gabe der Globuli oder der Tropfen, in der Früh und am Abend, wie im entsprechenden Kapitel dargelegt. Machen Sie das auch am zweiten Ladetag so. Und fahren Sie damit in der Diätphase fort.

Die Diätphase

Ab Tag 3 der hHCG-Einnahme beginnen Sie mit der (bis zu) 700-Kalorien-Diät. Dieser Unterschied zur 500-Kaloriendiät nach Dr. Simeons wird später näher erläutert. Keine Angst. Sie werden keinen Hunger haben, noch irgendwelchen Hunger spüren. Es kann natürlich vorkommen, dass Sie sich in den ersten Tagen nicht ganz so wohlfühlen. Das liegt dann aber daran, dass Ihr Körper sich erst einmal umstellen muss, und daran, dass zu Beginn auch viele Giftstoffe den Körper verlassen. Dies kann eine Woche oder auch bis zu zehn Tage andauern. Aber das geht vorbei, und Sie werden sich schnell viel besser fühlen.

Wenn Sie **Ihre individuell veranschlagte Diätzeit** geschafft haben, dann nehmen Sie für weitere 48 Stunden kein hHCG mehr ein, bleiben aber bei der 500- bis 700-Kaloriendiät. Das ist wichtig, denn wenn Sie jetzt schon mehr essen würden, würden Sie etwas an Gewicht zulegen, da das hHCG diese Zeit benötigt, um aus dem Körper zu gelangen und dann keine Wirkung mehr hat. Wie es jetzt weitergeht, lesen Sie im Bereich »Stabilisierungsphase« weiter unten.

In der 700-Kalorien-Diätphase nehmen Sie zwei Mahlzeiten am Tag zu sich – mittags und abends. Das Frühstück besteht aus Kaffee, Tee und Wasser. Gegen Mittag, wobei ich Mittag für mich auf 10 Uhr 30 vorgezogen habe, essen Sie eine Mahlzeit, die 350 Kalorien nicht übersteigen sollte (Richtwert), und die aus einer Proteinquelle von 100 bis 120 g, einer Frucht und als »Füllstoff« Gemüse bestehen sollte. Das Gemüse wird in der Menge nicht beschränkt.

Es hat sich aber herausgestellt, dass im Gegensatz zu den zwei großen Mahlzeiten auch eine Aufteilung auf mehrere kleine Mahlzeiten funktioniert. Essen Sie also dann, wann Sie es wollen. Viele bleiben allerdings bei besagtem Schema und kommen damit gut zurecht.

Um Ihnen die Berechnung der Gesamtkalorienmenge einfach zu machen, finden Sie als Beigabe meine Exceltabelle, die Ihnen die Kalorienmenge für jede Mahlzeit aus den erlaubten Nahrungsmitteln errechnet. In diese Tabelle können und sollten Sie auch Ihr täglich erreichtes Gewicht eintragen. Grafisch werden Ihnen Ihre Erfolge ebenfalls angezeigt.

Die Exceltabelle kann hier heruntergeladen werden:

http://www.Die-Adipositas-kur.de/download/Nahrungs-undGewichtsrechneradi.xlsx
oder
http://goo.gl/CJ8jYy

Geben Sie diesen Link bitte in den Browser ein (**nicht** Mozilla Firefox, da dann nur Hieroglyphen erscheinen) und drücken auf Enter. Der Download beginnt sofort. Bitte abspeichern und mit Excel öffnen. Alternativ kann auch das kostenlose Programm Open Office heruntergeladen werden.

Open Office Download Link: http://goo.gl/I3AvZk

Sie können mir auch gerne eine E-Mail schreiben. Ich sende Ihnen die Excel-Datei dann zeitnah zu. E-Mail: die-adipositas-kur@gmx.de

Bevor ich es vergesse: Machen Sie ein oder mehrere Fotos von sich vor Beginn der Kur. Sie werden später froh sein, diese gemacht zu haben, denn dann können Sie Ihre körperlichen Veränderungen nach der Kur sehr gut »von außen« betrachten.

Messen Sie auch die Umfänge verschiedener Körperteile wie der Arme, Oberschenkel, Hüften und notieren Sie diese. Denn es geht nicht nur um Gewichtsabnahme, sondern auch um Umfangsabnahme.

Wenn Sie alle Anschaffungen getätigt haben (die Vitalstoffstoffe nicht vergessen), können Sie mit der Diätphase beginnen. Nehmen wir mal an, dass Sie sich vorgenommen haben, die Diätphase 30 Tage lang durchzuführen. Dann können Sie als Mann mit einer Gewichtsabnahme von ca. 30 Pfund rechnen und als Frau mit ungefähr 15 Pfund. Ich weiß, das ist gemein, aber was soll man machen? Vorausgesetzt natürlich, dass Sie dieses Gewicht als krankhafte Fettmasse vorhanden haben.

Dr. Simeons hat allerdings nicht mit unserem deutschen Pfund gerechnet, was 500 g ausmachen würde, sondern mit englischem oder amerikanischem Pfund, was 454 g entspricht. Bei 30 Pfund wären das also 13,62 kg und bei 15 Pfund knapp 7 kg. Sie werden in den ersten Tagen mehr abnehmen als in den restlichen Tagen. Wenn Sie die Gesamtabnahme betrachten und diese durch die Tage teilen, werden Sie sehen, dass der angegebene Durchschnitt recht gut hinkommt.

Auf der folgenden Grafik sehen Sie meine persönliche Gewichtsabnahme-Kurve in US-Pfund. Die ansteigende Gerade zeigt die Sollabnahme von 1 US-Pfund pro Tag. Die kurvige Linie spiegelt das wider, was ich tatsächlich abgenommen habe. An den ersten beiden Tagen sehen Sie eine Zunahme durch die Ladetage. Danach sieht man eine steile Abnahme und zum Ende hin gleicht sich die Gewichtsreduktion wieder der Soll-Linie an (und bei noch längeren Kuren wird diese höchstwahrscheinlich unterschritten). Das ist vollkommen normal und nicht besorgniserregend.

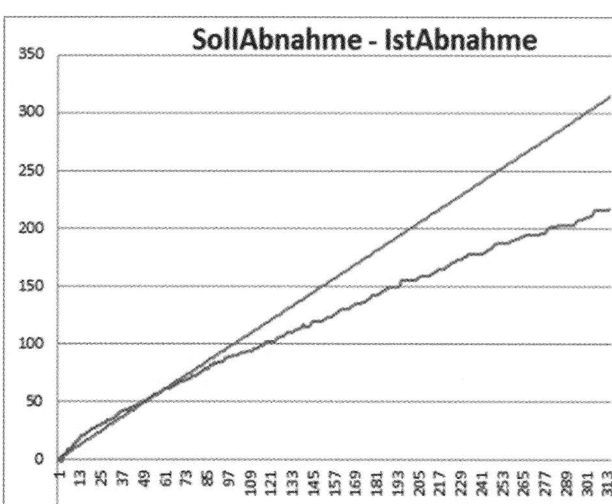

Das gleiche Szenario, aber mit der tatsächlichen Abnahme in Kilogramm. Hier sehen Sie auch, dass es Tage mit vermehrter Abnahme geben kann, dann wieder Tage, an denen das Gewicht stabil bleibt und sogar Tage mit einer geringen Zunahme. Warum dies so ist, dazu später mehr.

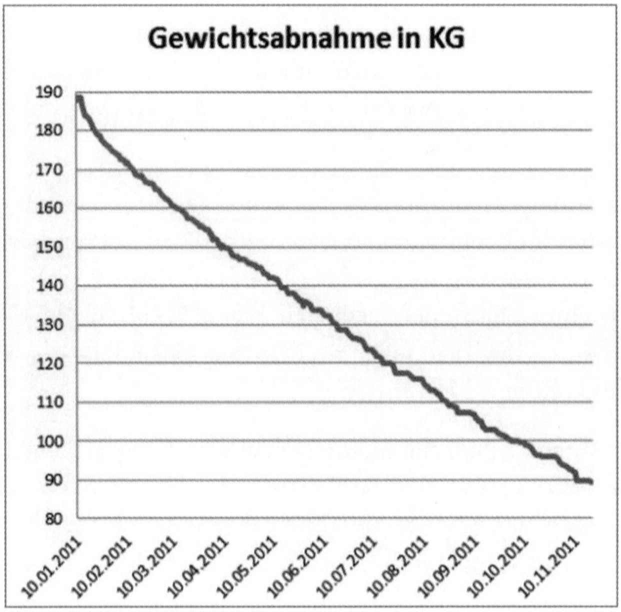

Änderungen zu Dr. Simeons' Werk

Anpassungen an homöopathisches HCG und das 21. Jahrhundert

Im Laufe der Kur haben sich persönliche Erfahrungen sowie Erkenntnisse von Forumsteilnehmern auf www.Ketario.de angesammelt, die eine Modifizierung der Adipositas-Kur ermöglichten, bei der die gleichen Ergebnisse zu erwarten sind wie bei der »reinen Lehre« nach Dr. Simeons.

Eine markante Änderung ist ja sowieso schon die Einnahme homöopathischer Tropfen oder Globuli im Gegensatz zu den von ihm verabreichten Injektionen mit echtem HCG. Dies hat uns eine quasi unbegrenzte Kurzeit ohne Unterbrechungen beschert. Bei Dr. Simeons müssten wir nach einer bestimmten Zeit pausieren, um die Immunität gegen HCG zu verhindern.

Dies würde eine Gewichtsabnahme im hohen zweistelligen oder niedrigen dreistelligen Bereich zeitlich mindestens verdreifachen, wenn man die Stabilisierungsphase und die Austestungsphase (wird später erläutert) zwangsläufig immer nach spätestens 40 Tagen einfügen müsste. Meine fast 100 kg habe ich in 313 Tagen geschafft, also in weniger als einem Jahr. Mit Pausen hätte es erheblich länger gedauert.

Sie haben mit homöopathischem HCG auch die Möglichkeit, jederzeit nach der Diätphase mit der Diät wieder zu beginnen. Wenn Sie also zum Beispiel die Stabilisierung geschafft haben und nicht austesten wollen oder schnell noch mehr abnehmen möchten, dann machen Sie einfach wie oben beschrieben weiter. Also 2 Ladetage mit beginnender Einnahme des hHCG. Sie könnten, was ich aber nicht empfehle, sogar die Stabilisierung unterbrechen und die Diätphase von Neuem beginnen.

Ungeklärte Fragen und was uns die Erfahrung lehrt

Da Doktor Simeons leider seit geraumer Zeit nicht mehr lebt, können wir ihn zu bestimmten Sachen nicht mehr befragen und müssen uns auf unsere Sinne verlassen.

Es gibt leider ein paar Dinge, die heute nicht (mehr) nachzuvollziehen sind:

- Warum darf nur dieses Obst und warum nur dieses Gemüse gegessen werden?
- Warum darf Gemüse nicht gemischt verzehrt werden?
- Warum darf nur bestimmtes Fleisch gegessen werden?
- Was sollte dagegen sprechen, mehr als die 500 kcal pro Tag zu verspeisen?
- Warum ist Fett so rigoros verboten?

Da ich mich eine lange Wegstrecke der Kur genau an die Angaben von Dr. Simeons gehalten habe, mussten mir Forenmitglieder mit ihren selbst gemachten Erfahrungen weiterhelfen. Ich war erst strikt gegen eine Abänderung der Regeln, wurde aber eines Besseren belehrt. Teilweise.

Nun zu den einzelnen Punkten:

Die erlaubten Nahrungsmittel

Erlaubtes tierisches Protein laut Dr. Simeons

Hühnerbrust, Kalb, Rind, Krabben, Heilbutt, Flunder, Seezunge, Kabeljau, Barsch

Eine Bedingung von Dr. Simeons war, dass Fleisch besonders mager sein soll. Daran soll auch nicht gerüttelt werden. Aber warum sollten dann nicht auch Fleischsorten genommen werden können, die ebenso mager sind und rein von der Logik her nicht schaden können? Diese Frage wurde durch Selbstversuch positiv entschieden und folgende Fleischsorten hinzugenommen:

Schweineschnitzel, Putenschnitzel, Thunfisch
(in eigenem Aufguss und Wasser) und mehr – siehe Exceltabelle

Weil immer wieder gern nachgefragt, wird hier ausdrücklich darauf verwiesen, dass auch **Eier erlaubt** sind sowie alle möglichen Sorten magerer **Produkte aus Milch**, wenn diese vertragen werden. Das können sein: Magerquark, Magerjoghurt, Hüttenkäse, Harzer Käse usw.

Erlaubte Früchte laut Dr. Simeons

Apfel, Orange, Grapefruit, Erdbeeren

Dr. Simeons hat ausschließlich Obst ausgesucht, das einen niedrigen glykämischen Index besitzt. Das heißt, Früchte, die den Blutzuckerspiegel aufgrund ihres geringen Zuckergehalts nicht stark ansteigen lassen. Sollte es nicht möglich sein, weitere Früchte zu probieren, die einen ähnlich geringen GI besitzen? Und es war möglich. Zu den von ihm genannten Obstsorten kommen noch folgende für die Adipositas-Kur hinzu:

Birne, Brombeeren, Granatapfel, Heidelbeeren, Himbeeren,
rote Johannisbeeren, Kirschen, Mandarinen, Mango, Nektarinen,
Passionsfrucht, Pfirsich, Pflaumen, Preiselbeeren, Stachelbeeren.

Erlaubte Gemüsesorten laut Dr. Simeons

Tomaten, Zwiebeln, Salat, Radieschen, Gurke, Spargel, Mangold, Chicorée, Fenchel, Kohl, Spinat

Besonders bei längeren Kuren kann es passieren, dass das sehr begrenzte Gemüseangebot ans Gemüt geht, oder dass einem irgendwann alles »zum Hals raushängt«. Daher wäre eine Erweiterung des Sortiments der »Sättigungsbeilagen« mehr als wünschenswert. Erfolgreich getestet wurden:

Rosenkohl, Kohlrabi, Blumenkohl, Wirsing, Brokkoli, Grünkohl, Porree (Lauch), Zucchini, Paprika und Champignons

Alle hinzugekommenen und hier vielleicht nicht aufgeführten Produkte finden Sie auch in der Exceltabelle (siehe Kapitel »Die Diätphase«).

Dies zur Erweiterung des Nahrungsmittelangebots. Was ist nun aber mit dem Mischen der Gemüsesorten für eine abwechslungsreichere und schmackhaftere Speisengestaltung? Nun, der eine macht es, der andere nicht. Ich persönlich mache es größtenteils nicht, habe aber auch keine Bedenken, dass hier die Abnahme oder die Stabilisierung gestört wird.

Erlaubte Gewürze

Steinsalz! Optimal wäre Himalayasalz oder Halitsalz – bitte kein Kochsalz verwenden! Das besteht lediglich aus Natrium und Chlor. Weitere Mineralien und Spurenelemente sind rausgewaschen. Das mag ein guter Trennstoff für die Industrie sein, aber im menschlichen Körper ist es reines Gift und wahrscheinlich einer der Gründe, warum unser Körper-Organismus nicht mehr korrekt funktioniert. »Googlen« Sie mal danach. Und schauen Sie sich den Vortrag von Peter Ferreira »Wasser und Salz« an. Da wird es unter Umständen einige Aha-Momente für Sie geben.

Pfeffer, Essig, Senfpulver, Knoblauch, Basilikum, Petersilie, Thymian, Majoran usw.

Erlaubt ist täglich auch der Saft einer halben Zitrone und für den Kaffee **ein** Teelöffel Magermilch für den ganzen Tag. Milch habe ich persönlich ganz weg gelassen, da ich Milchprodukte nicht vertrage.

Sie sehen, es ist recht überschaulich. Aber glauben Sie mir, mit ein bisschen »Kombinationsgabe« ist eine ausreichende Abwechslung gewährleistet.

Essen Sie nur jeweils eine Sorte aus jeder Gruppe. Abends können Sie das Gleiche essen oder variieren. Aber immer nur eine Sorte Protein und eine Fruchtsorte. Gemüse dürfen Sie mehrere Sorten nehmen. Einfacher ist es natürlich, wenn Sie sich auf eine Sorte pro Mahlzeit beschränken. Richtigen »Pfiff« bringen Sie mit Gewürzen hinein. Unten zeige ich Ihnen Fotos von meinen Mahlzeiten und Rezeptvorschläge aus dem Forum von Ketario.de.

Wichtig: Die 100 bis 120 g des Nahrungsmittels dürfen gebraten abgewogen werden. Kein oder wenig Öl zum Braten nehmen! Mit Wasser geht die Nahrungbereitung prima, wenn Sie antihaftbeschichtete Pfannen verwenden.

Anders als bei Dr. Simeons können zwei kleine Äpfel einen großen ersetzen. Oder auch zwei kleine Orangen eine große.

Nehmen Sie nur die Nahrungsmittel – Gemüse, Früchte und Fleisch/Fisch – die auf der Liste stehen, inklusive der erweiterten Liste. Wenn geschrieben steht, dass es Hühner**brust** sein soll, dürfen sie kein anderes Teil vom Huhn essen oder z. B. eine **Puten**- oder **Gänsebrust**, da diese zu viel Fett enthalten. Bitte halten Sie sich hier genau an die Anweisungen!

Zu Beginn meiner Kur habe ich das Gemüse roh gegessen, bin dann aber immer mehr dazu übergegangen, es warm zuzubereiten. Das habe ich besser vertragen. Ich habe also zum Beispiel, anstatt rohe Tomaten zu essen, diese in der Pfanne ohne Öl mit ein bisschen Wasser gedünstet. Kohl hat gebraten zum Beispiel einen guten Füll- und Sättigungseffekt und schmeckt auch noch hervorragend.

Jetzt kommt ein etwas heiklerer Punkt, aber noch nicht der heikelste. 500 kcal oder mehr? Die Begründung, die Dr. Simeons gibt ist, dass das Blut nicht mehr Kalorien aufnehmen kann, da das HCG genügend Energie aus den Fettreserven mobilisiert, um keinen Hunger zu verspüren. Das ist richtig und sollte für kurze Kuren auch anvisiert werden.

Nun kann es doch vorkommen, dass eine Kur über einen langen Zeitraum geht, da sehr viel Gewicht zu verlieren ist. Meine eigene Diätphase dauerte 313 Tage. Langsam hatte sich ein kleines »Mehr« an Gemüse und Eiweiß eingeschlichen, das für mein persönliches Wohlbefinden, die Füllung des Magen- und Darmtraktes und der gustatorischen Betätigung des Mundes einfach nötig wurde.

Es war nicht der Hunger, der fast nie aufkommt, sondern der Genuss, der beim Essen länger andauern sollte. Das Gefühl, nicht »auf Diät« zu sein und sich zu beschränken, sollte vorherrschend bleiben.

Die Gewichtsabnahme ging trotz allem weiter. Langsamer als zu Beginn zwar, aber je länger man die Kur durchführt, desto mehr nimmt die Abnahme-Geschwindigkeit aus den verschiedensten Gründen ab. So habe ich mich entschieden, mehr zu essen, dafür aber solange entspannt weiterzumachen, bis ich mein Ziel erreicht hatte. Vielleicht ist das gar nicht so dumm, denn so hat die Haut auch mehr Zeit »hinterherzukommen«.

Dadurch, dass jetzt mehr Kalorien aufgenommen wurden, musste der Körper weniger an die Fettreserven gehen. Es bestand aber immer noch ein genügend großes Gefälle zu dem, was der Körper benötigt, um die Fettreserven weiter kontinuierlich anzugreifen und zu dezimieren.

In der ersten Auflagen des Buches habe ich an dieser Stelle immer erklärt, warum Sie Fett bei Ihrer täglichen Nahrungsaufnahme während der Diätphase meiden sollten. Ich habe mit der hohen Energiedichte erklärt, dass dadurch die Stabilisierung nicht klappen könnte. Das möchte ich aber relativieren. Denn es gibt essenzielle Fettsäuren, die der Körper nicht selber herstellen kann und die von außen zugeführt werden müssen.

Essenzielle Fettsäuren sind lebenswichtige Fettsäuren, die zum Beispiel die Arterien reinhalten, die Knochen stärken, das Herz-Kreislaufsystem unterstützen, gut für die Nerven sind, dem Gehirn mehr Sauerstoff zukommen lassen und auch wirksam gegen Depressionen sein können. Die wichtigste essenzielle Fettsäure ist Omega-3. Omega-3 ist in fetten Fischsorten wie Lachs, Hering und Makrele enthalten oder auch in verschiedenen Ölsorten. Das wichtigste Öl ist Leinöl. Fügen Sie also ab und zu etwas davon Ihrer Nahrung zu. Oder suchen Sie sich eine gute Omega-3-Nahrungsergänzung (Fischöl) in Kapselform.

Sie haben die Wahl. Haben Sie nicht so viel abzunehmen und wird Ihre Kur voraussichtlich nicht so lange dauern wie bei mir, halten Sie sich am besten an die Empfehlungen von Dr. Simeons, um schnell abzunehmen. Dann sind Sie auf der sicheren Seite. Machen Sie eine lange Kur, können Sie sich auch weitestgehend an seinen Vorgaben orientieren, brauchen aber auch nicht zu verzweifeln, wenn Sie ein paar Modifikationen bezüglich der Menge und der Auswahl des Eiweißes, des Gemüses und der Früchte einbauen.

Tabellarische Gegenüberstellung von Simeons und DAK

	Dr. Simeons-Protokoll	Die Adipositas-Kur
Dauer der Diätphase	maximal 40 Tage bis zur Immunität, dann Stabilisierung und Austestung	unbegrenzt bis zum Wunschgewicht, da sich keine Immunität entwickelt
HCG Verabreichung	Injektionen	homöopathische Tropfen oder Globuli
Dosierung	einmal täglich	morgens und abends 2 x 3 Globuli oder 2 x 2 Sprühstöße der Tropfen
Anzahl der Kalorien	maximal 500 kcal pro Tag	Richtwert von 700 kcal pro Tag
Eiweißquellen-Menge	100 g roh gewogen	100–120 g gebraten gewogen
Gemüse-Menge	beschränkt auf maximale Tageskalorienangabe	unbeschränkt
Obstmenge	2 pro Tag	2 pro Tag
Eiweißauswahl	streng begrenzt	etwas erweitert
Gemüseauswahl	streng begrenzt	stark erweitert
Obstauswahl	streng begrenzt	stark erweitert
Mischen von Gemüse	nicht erlaubt	erlaubt
Fett in der Nahrung	so gering wie möglich	in geringen Mengen erlaubt (Omega-3), Leinöl (1 TL am Tag)
Öl über Kosmetika	vermeiden	häufig nicht problematisch

Mahlzeiten-Vorschläge für die Diätphase

Für die »reine Lehre« nach Dr. Simeons und für alle, die verschiedene Gemüsesorten nicht mischen wollen, aber trotzdem schmackhaft kochen wollen, habe ich hier meine Art der Zubereitung für einzelne Komponenten zusammengestellt. Es handelt sich immer lediglich um ein Gemüse mit Gewürzen. Gewürze machen den Unterschied aus, ob es schmeckt oder nicht. Also würzen Sie großzügig und probieren Sie auch Varianten aus Ihrem eigenen Erfahrungsschatz. Die zubereiteten Gemüse kombinieren Sie dann einfach mit Ihren gewählten Proteinquellen. Sparen Sie nicht am Gemüse. Essen Sie so viel, bis Sie kautechnisch befriedigt sind und Ihr Magen gut gefüllt ist. Die 350 Kalorien pro Mahlzeit sind ein Richtwert. Gemüse möchte ich nicht begrenzen.

Zwiebeln zubereiten

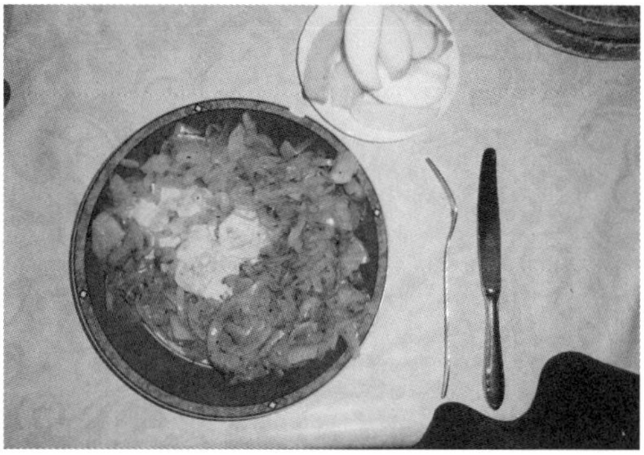

Nehmen Sie die gewünschte Menge Zwiebeln, schälen sie und schneiden Sie sie in Würfel. Geben Sie diese in einen Topf oder eine Pfanne mit Wasser und kochen Sie die Zwiebeln, bis sich das Wasser gelblich verfärbt. Danach kippen Sie das Wasser aus und brutzeln die Zwiebeln ohne Öl in der Pfanne goldgelb. Das Wasser hat den Zweck, die zu Blähungen verleitenden Inhaltsstoffe herauszukochen. Sie könnten die Zwiebeln auch gleich in der Pfanne anbraten, was bei mir jedenfalls zu gewaltigen Blähungen geführt hat. Um das zu verhindern, kochen Sie die Zwiebeln vorher ruhig ein bisschen.

Während die Zwiebeln anbraten, geben Sie den Saft einer halben Zitrone, Steinsalz und Pfeffer hinzu. Individuell können Sie noch Knoblauchpulver, Currypulver oder was immer Ihnen schmeckt hinzugeben. Damit gelingt ein leckeres Gericht mit lediglich Zwiebeln und Gewürzen.

Tomaten zubereiten

Eine meiner Lieblingsspeisen während der Diätphase waren gedünstete Tomaten. Nehmen Sie hierfür die gewünschte Menge Tomaten und vierteln oder achteln Sie sie. Geben

Sie diese dann in eine Pfanne und erhitzen diese. Nach einer Weile werden die Tomaten schön weich und ergeben eine leckere, dicke Suppe. Geben Sie jetzt Steinsalz und Pfeffer hinein. Sie können die Suppe auch mit Oregano und Currypulver verfeinern.

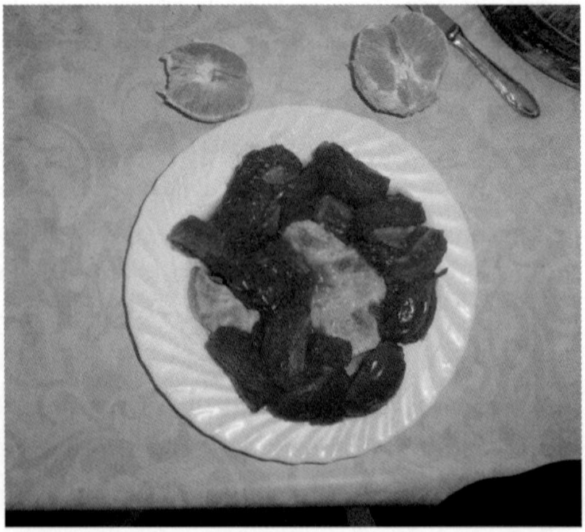

Damit bekommen Sie eine herrliche Bolognese-Geschmacksnuance hinein.

Schmeckt hervorragend mit gebratenem Rindergehackten oder Tartar. Alternativ können Sie auch Knoblauchpulver hinzufügen.

Spinat zubereiten

Kaufen Sie »Jungen Spinat« von Iglo, nicht den »mit dem Blubb« frischer Sahne, denn Fett wollen wir ja weitestgehend vermeiden. Geben Sie den Spinat in eine leere Pfanne oder einen Topf und erhitzen Sie die Pellets ohne Wasser und ohne Öl, bis sich ein fast flüssiger Brei ergeben hat – immer wieder umrühren!

Dann würzen Sie den Spinat mit Steinsalz, Pfeffer und Knoblauchpulver – alles gut durchmischen! Dazu passen dann 4 bis 6 gekochte Eier. Guten Appetit.

Rotkohl kochen

Eine willkommene Abwechslung ist gekochter Rotkohl. Hier ist es am besten, wenn Sie gleich für mehrere Mahlzeiten vorkochen. Nehmen Sie einen mittelgroßen Rotkohl und schneiden ihn in kleine Stücke, so wie Sie ihn mögen. Den Strunk des Kopfes entfernen Sie oder kochen ihn mit.

Geben Sie die Rotkohlstücke in einen großen Schnellkochtopf oder Topf und füllen Sie gut Wasser auf. Dann bringen Sie alles zum Kochen und geben den Saft einer ganzen Zitrone (für bleibende Rotfärbung), Steinsalz und Pfeffer hinein. Die Nelken nicht vergessen!

Ich nehme für einen großen Topf 5 bis 7 Stück. Es kommt auf Ihren Geschmack an. Verrühren Sie alles gut und lassen den Rotkohl bis zu 20 Minuten kochen. Dann können Sie jeweils für eine Mahlzeit die gewünschte Menge mit der Kelle aus dem Topf holen.

Beim nächsten Mal das Ganze noch einmal erhitzen. Je öfter das geschieht, desto besser schmeckt der Rotkohl. Sie können auch einen Apfel reinschneiden und mitkochen.

Wirsingkohlsuppe

Kaufen Sie einen Wirsingkohlkopf, waschen Sie ihn und schneiden ihn in kleine Stücke, entfernen den Strunk und geben alles in einen großen Topf oder Schnellkochtopf mit Wasser.

Bringen Sie alles zum Kochen und geben Sie Steinsalz, Pfeffer, Liebstöckel und/oder Gemüsebrühe hinzu. 20 Minuten köcheln lassen.

Weißkohl

Weißkohl lässt sich auf mehrere Arten zubereiten. Zu Beginn der Kur habe ich mir immer gebratenen Weißkohl zubereitet. Später eher eine Weißkohlsuppe. Aber lassen Sie uns mit dem gebratenen Weißkohl beginnen.

Gebratener Weißkohl

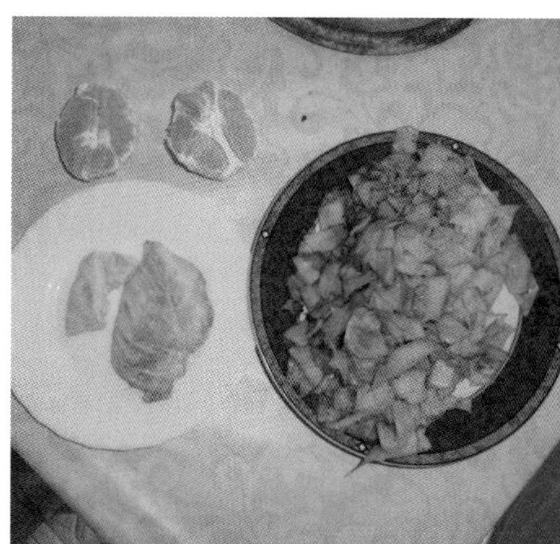

Vierteln Sie einen großen Weißkohlkopf, entfernen Sie den Strunk (s.o.). Schneiden Sie ein Viertel (oder so viel Sie mögen) in kleine Schnitzel und geben alles in eine Pfanne mit Wasser und Kümmel.

Dann erhitzen Sie den Kohl und kochen ihn, bis er »al dente« ist. Anschließend kippen Sie das Wasser weg und brutzeln die Scheibchen in der Pfanne goldgelb. Geben Sie Steinsalz und Pfeffer hinzu. Umrühren. Fertig.

Weißkohlsuppe

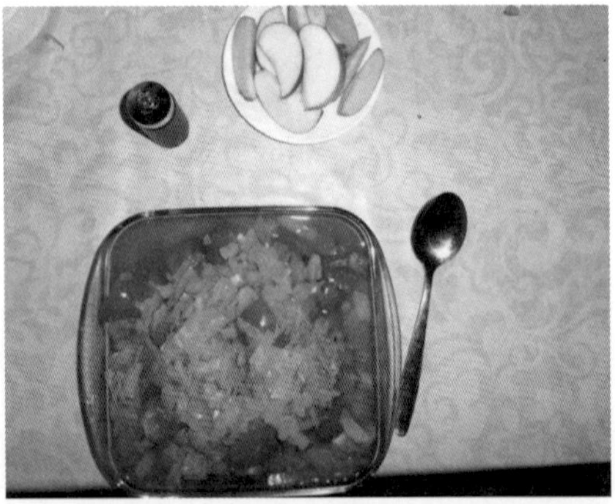

Nehmen Sie einen mittleren Weißkohlkopf und schneiden ihn in kleine Schnitzel. Den Strunk herausschneiden. Die Schnitzel geben Sie in einen großen Topf mit Wasser – oder auch einen Schnellkochtopf. Geben Sie Kümmel, Steinsalz und Pfeffer hinzu.

Eventuell können Sie auch etwas Liebstöckel für den Maggi-(Kraut)-Geschmack hinzufügen. Im Schnellkochtopf ca. 15 Minuten und im großen Topf 25 Minuten kochen lassen. Jetzt haben Sie eine leckere Suppe, die für mehrere Mahlzeiten ausreicht. Hier mit Tomaten gemischt.

Rosenkohl

Nehmen Sie einen Beutel (750 g) Rosenkohl und putzen Sie die Röschen. Dann halbieren Sie sie und dünsten sie in einer Pfanne oder einem Topf. (Wenn sie halbiert sind, sind sie schneller gar – aber das wissen Sie sicherlich).

Würzen Sie sie mit Steinsalz und Pfeffer. Ganz zum Schluss, vor dem Servieren noch Muskatnuss drüberraspeln und umrühren.

Champignons

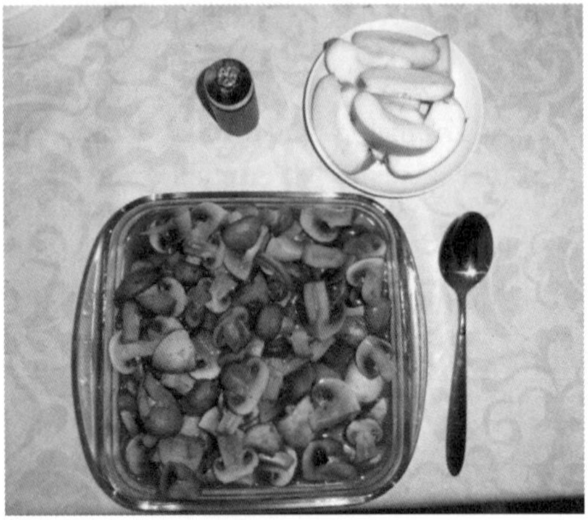

Nehmen Sie die gewünschte Menge Champignons (ich habe mir die braunen ausgesucht, da diese aromatischer schmecken), und halbieren oder vierteln Sie sie.

Geben Sie die Pilze in eine Pfanne mit Wasser und lassen Sie diese garkochen. Würzen Sie mit Steinsalz, Pfeffer und Gemüsebrühe oder nach Belieben.

Blumenkohl /Brokkoli

Nehmen Sie einen mittleren oder großen Blumenkohlkopf, putzen ihn (entfernen Sie das Grünzeug und den Strunk) und schneiden den Rest in Stücke.

Diese geben Sie dann in eine Pfanne und dünsten alles mit etwas Wasser, bis der Blumenkohl bissfest und gar ist. Steinsalz und Pfeffer für die Würze und am Ende ein wenig Muskat.

Paprika

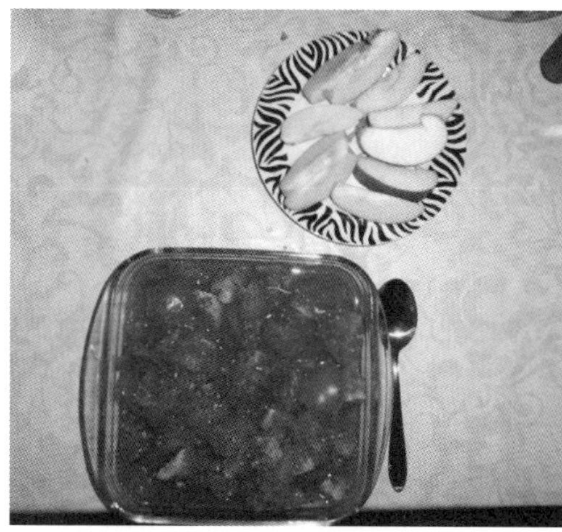

Nehmen Sie mehrere Paprikaschoten (Farbe egal) und schneiden das Kerngehäuse heraus. Schneiden Sie die Schoten in kleine Stücke und geben Sie sie in eine Pfanne mit Wasser.

Köcheln, bis der Paprika bissfest, aber gar ist. Schmecken Sie mit Steinsalz und Pfeffer sowie Thymian und Rosmarin ab!

Lauch/Porree

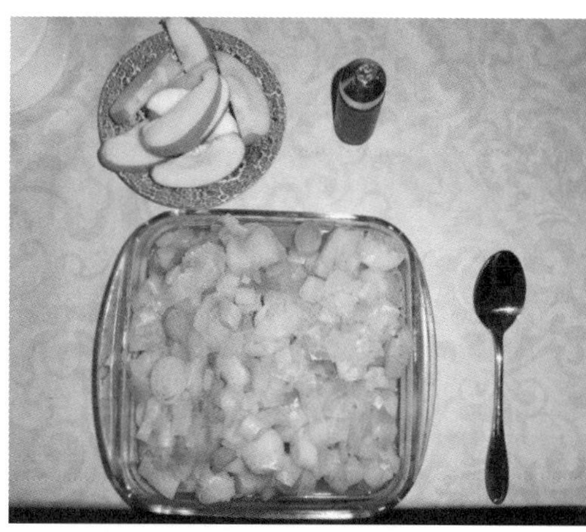

Eine leckere Abwechslung auf dem Speiseplan ist Lauch. Kaufen Sie ein paar große Stangen, waschen Sie sie und trennen das Dunkelgrüne der Pflanze und das Endstückchen am Wurzelende ab.

Dann entfernen Sie die erste Schicht des Lauches. Die übrig gebliebene(n) Stange(n) schneiden Sie dann in 1 cm breite Stücke und kochen sie in einer Pfanne mit Wasser gar.

Zum Würzen nehmen Sie Steinsalz und Pfeffer. Am Ende raspeln Sie noch etwas Muskatnuss drüber.

Spargel

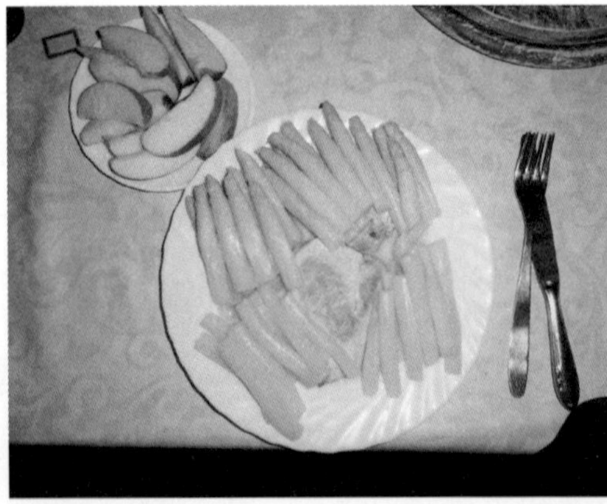

Ich beziehe mich hier auf den Spargel im Glas, den es ganzjährig zu kaufen gibt. Dieser braucht einfach nur aus dem Glas gekippt zu werden. Dann zerteilen Sie ihn einmal in der Mitte, um mundgerechte Stücke zu erhalten.

Erhitzen kann man ihn (auch) in der Mikrowelle und gibt danach Steinsalz, Pfeffer und Knoblauchpulver drauf.

Kohlrabi

Wenn Sie Kohlrabi zubereiten wollen, schälen Sie die gewünschte Menge und schneiden Sie alles in kleine Stifte, die Sie in einer Pfanne mit Wasser dünsten. Pfeffer und Steinsalz sowie Muskatnuss runden den Geschmack ab.

So ... das sollte eine kleine Zusammenstellung meiner Speisenzubereitung sein. Sicher gibt es noch raffiniertere Varianten, wie man einige Gemüsesorten schmackhaft zubereiten kann. Ich wollte es jedoch so einfach wie möglich halten.

Sie können auch Würzmischungen ausprobieren, z.B. asiatische, indische oder mexikanische. Sie sollten nur fettarm sein (siehe auch die Anmerkungen zu Omega-3-Fettsäuren weiter hinten) und wenn möglich, kein Glutamat oder Hefeextrakt enthalten.

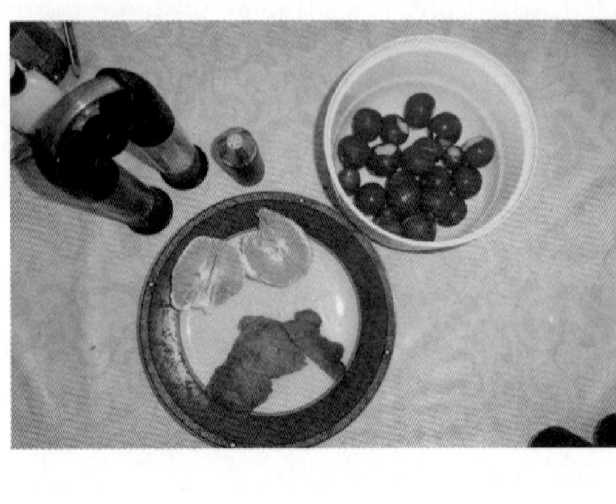

Alternativ können Sie auch rohes Gemüse verzehren. Die Bilder stammen noch aus der Anfangszeit meiner Kur. Nehmen Sie ruhig die Mengen Gemüse, die für Sie stimmig sind und begrenzen sie nicht.

Ich habe anfangs auch Fisch gegessen, bin aber davon abgekommen, da er mich »kautechnisch« nicht befriedigt hat. Fisch war mir einfach zu weich. Ich wechselte dann alle paar Tage zwischen Hühnerbrust und Rinderminutensteaks hin und her. Was auch nicht problematisch ist, sind Putensteaks und Schweineschnitzel. Rindergehacktes ist ebenfalls eine willkommene Abwechslung. Achten Sie darauf, dass Sie das Fett vor dem Verzehr mit Küchenkrepp weitgehend herausdrücken oder aus der Pfanne abkippen! Kalb habe ich mir ab und zu gegönnt, wenn es im Angebot war. Aber lassen Sie sich nicht von mir beeinflussen. Essen Sie einfach das, was Ihnen schmeckt.

Zur Zubereitung von Fleisch und Fisch sei gesagt, dass Sie es am besten in einer beschichteten Pfanne in Wasser kochen, dann das Wasser abkippen und dann noch ein bisschen weiterbraten. Das gibt einen herzhafteren Geschmack. Sie können es aber auch gleich ohne Wasser (mit wenig gesundem Öl) anbraten – was Ihnen lieber ist.

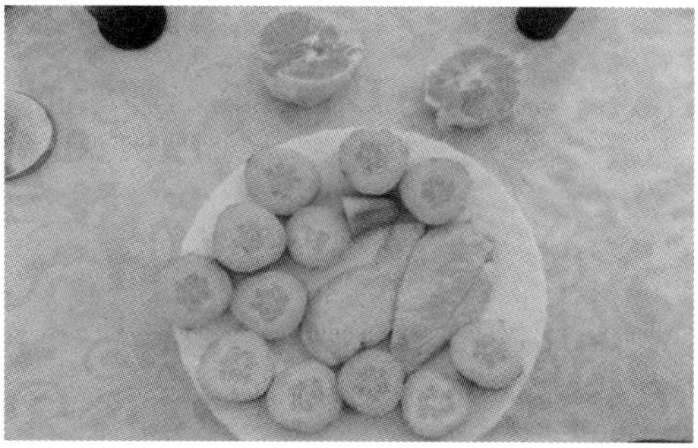

Apfel und Orange kann man je nach Lust und Laune auch durch eine große Handvoll Erdbeeren oder eine halbe Grapefruit (Pampelmuse) ersetzen, oder durch eine der anderen Fruchtsorten. Nektarinen, Pfirsiche oder alle Beerensorten sind optimal.

Gewürzt habe ich lediglich mit Himalaya-Steinsalz und Pfeffer. Ich habe aber nach und nach weitere Gewürze probiert. So habe ich auch abwechselnd rohes und angebratenes Gemüse gegessen, wobei ich sagen muss, dass gebratenes mich besser gesättigt hat.

Sie sehen, dass es gar nicht so wenig ist, was man pro Mahlzeit zu sich nimmt. Also haben Sie keine Angst davor, Hunger zu schieben. Das hHCG übernimmt einen starken Part in der Einfriedung des Hungers durch die Freigabe des abnormalen Fetts. Sie haben immer genügend Energie im Körper, damit Sie keinen Hunger verspüren.

Rezepte unserer Forenmitglieder (Auswahl)

Auf vielfachen Wunsch habe ich hier noch Rezepte unserer Forenmitglieder mit aufgenommen. Es wurde sehr viel Kreativität und Liebe in die Mahlzeitenvorschläge gesteckt und ich bedanke mich herzlich bei Civatetea, Lawica, Renan61, Schnucki, Casiotanzen, Kräutermarie und Susi.

Vorab noch ein wichtiger Hinweis: In den letzten Fassungen waren noch Rezepte enthalten für Waffeln und Kuchen etc. Diese habe ich aber herausgenommen, weil immer wieder die Frage kam, wie viel man davon in der Diätphase essen könne. Ich war da meist in einem Zwiespalt und denke, dass man bei der Grunddiät bleiben sollte, die aus den Bestandteilen

tierisches Eiweiß, gekochtes oder rohes Gemüse, Obst

bestehen sollte, um optimale Ergebnisse zu erzielen. Deshalb habe ich nur Rezepte in das Buch aufgenommen, die diesem Prinzip folgen.

Curry-Hackbällchen mit Apfel (Renan61)

1,5 kg Rinderhack
1 große fein gewürfelte rote Zwiebel
1 Apfel fein gewürfelt
1 Ei, 2 EL gutes Currypulver, ½ TL Meersalz, frisch gemahlener schwarzer Pfeffer.

Ofen vorheizen auf 200 Grad. Alle Zutaten vermischen und kleine Frikadellen formen und diese dann in eine Auflaufform legen und 25 Minuten im Ofen backen lassen.

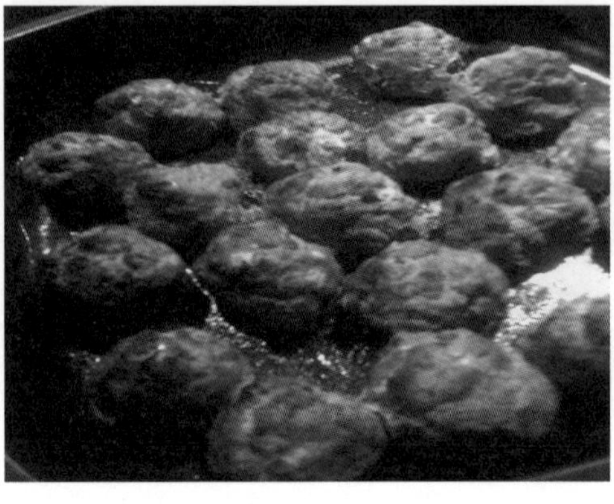

Schnitzel mit Sauerkraut (Casiotanzen)

ca. 130 g mageres Schweineschnitzel (Rohgewicht)
250–300 g Sauerkraut
Salz, Pfeffer, Kümmel, 2 Lorbeerblätter, 2 Wacholderbeeren
1–2 EL Suppengrundstock oder fettfreie Gemüsebrühe
1 Zwiebel

Das Sauerkraut mit den Gewürzen und etwas Wasser in einen Topf geben und für ca. 20–30 Minuten köcheln lassen. In der Zwischenzeit in einer beschichteten Pfanne die geschälte und kleingewürfelte Zwiebel mit etwas Wasser dünsten und dann leicht anbräunen.

Die angebräunte Zwiebel zum Sauerkraut geben. Das Schnitzel von eventuellem Fett befreien und leicht klopfen. Mit Salz und Pfeffer würzen und in einer beschichteten Pfanne braten. Ab und zu ein bischen Wasser in die Pfanne geben, damit sich der »Bratensatz« löst – so finde ich, bekommt das Schnitzel eine schöne Farbe.

Das Schnitzel mit dem Sauerkraut anrichten und genießen.

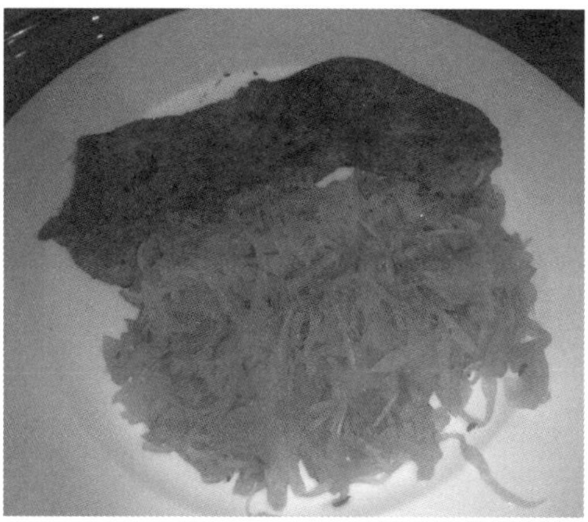

Zucchini-Spaghetti (Schnucki)

500 g gemischtes Hack scharf anbraten,
mit Salz, Pfeffer und
Knoblauchgrundstock würzen.

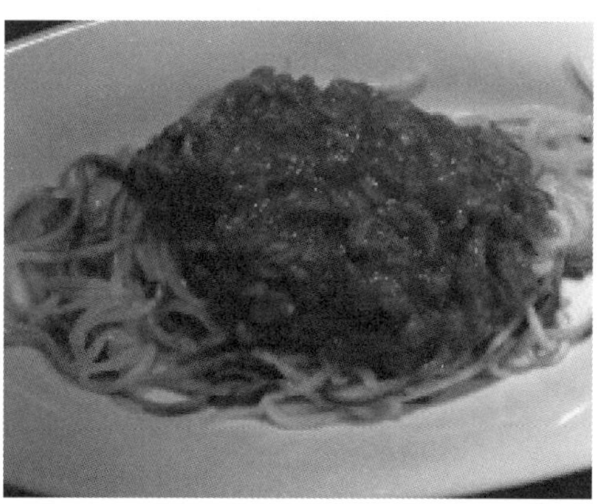

1 EL Ajvar hinzufügen, mit 500 ml passierten Tomaten ablöschen und leicht köcheln lassen. Ganz zum Schluss mit einem kleinen Schuss Sahne verfeinern.

In der Zwischenzeit eine kleine Zucchini pro Person durch den Spiralschneider drehen und in 1 TL Ghee ca. 5 Minuten »al dente« in der Pfanne schwenken. Mit Salz abschmecken … fertig.

Thunfischfrikadellen (Civatetea)

4 Dosen Thunfisch, im eigenen Saft
5 EL Magerquark
2 Eier
1 Zwiebel (kleingehackt)
1 Knoblauchzehe (gepresst)
Kokosöl zum Braten
Thymian oder Estragon oder Dill

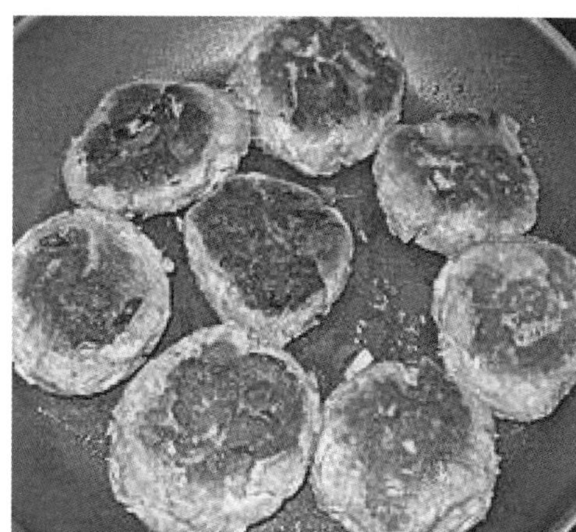

Den Thunfisch zerpflücken und sehr gut abtropfen lassen! Danach mit dem Quark, der kleingehackten Zwiebel, Pfeffer, gepresstem Knoblauch und dem Ei vermischen.

Je nach Geschmack noch Thymian oder Estragon oder Dill dazugeben. Aus diesem Teig ungefähr 8–10 Frikadellen formen und mit etwas Öl bei mittlerer Hitze braten.

Fischpfanne mit Brokkoli und roten Paprika (Lawica)

4 Portionen
800 g Kabeljau oder ähnlicher Fisch
2 rote und in Stücke geschnittene Spitzpaprika
750–800 g Brokkoliröschen (evtl. tiefgefrorene)
1 große, fein gehackte Zwiebel
Saft von ½ Zitrone

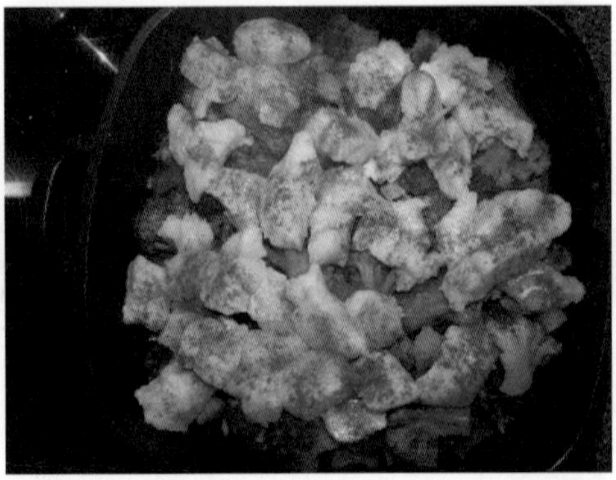

Den Fisch waschen, trocken tupfen und in Würfel von ca. 3 x 3 cm schneiden, mit dem Zitronensaft beträufeln, mit Salz, Pfeffer und Curry würzen, eine halbe Stunde ziehen lassen.

In dieser Zeit die Zwiebel- und Paprikastücke in einer beschichteten Pfanne fettfrei anschmoren. (Tiefgefrorene) Brokkoliröschen daraufsetzen und gleich mit Salz, Pfeffer und gekörnter Gemüsebrühe bestäuben. Deckel der Pfanne schließen und ca. 5–10 Minuten garen. Wenn der Brokkoli fast gar ist, die Fischstücke darauflegen und Deckel wieder schließen. Weitere 10–15 Minuten garen – nicht umrühren – der Fisch zieht auf dem Gemüse im Dampf durch.

In 4 Portionen teilen, sich schmecken lassen.

Pizza (Renan61)

2 EL Haferkleie 30 g
Frischkäse 0,2 Prozent 60 g
1 Ei
1 MS Backpulver
Salz, Gewürze nach Geschmack

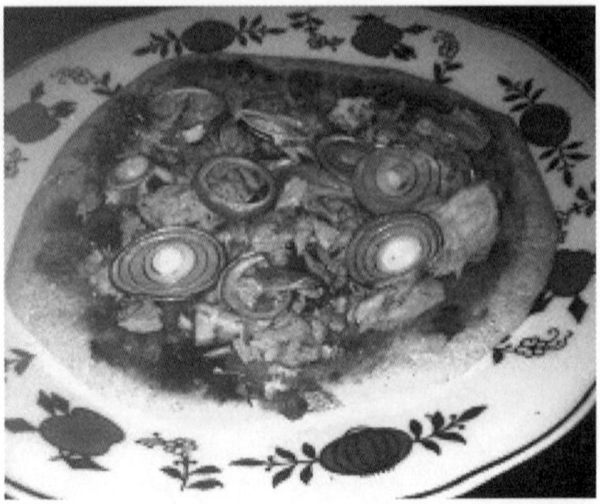

Alles zusammen verrühren und dünn auf ein mit Backpapier ausgelegtes Blech geben. 10 Minuten backen lassen. Dann nach Wunsch belegen und nochmal 15 Minuten weiterbacken.

Ich habe Thunfisch und frische Zwiebeln genommen und die fertige Pizza mit einer frischen Tomate garniert. Mir hat sie geschmeckt und sie war wie immer schnell gemacht.

Zucchininudeln mit Garnelen (Casiotanzen)

130 g geputzte Garnelen
1–2 Stück Zucchini
Salz, Pfeffer, Suppengrundstock oder fettfreie Brühe
1 Knoblauchzehe
Wasser, etwas Zitronensaft

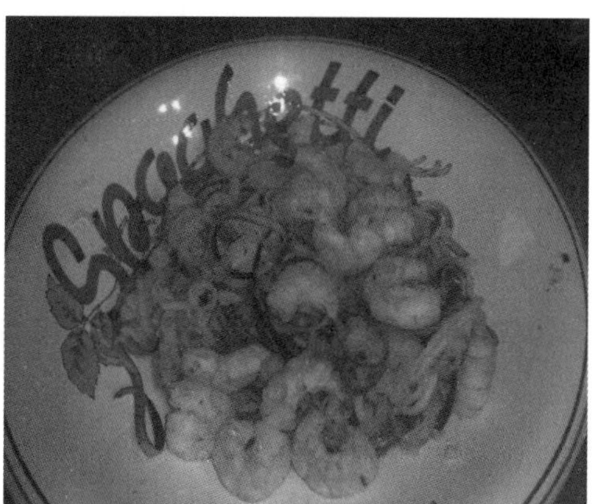

Die Garnelen waschen, mit Zitronensaft beträufeln und salzen.

Die Zucchini mit dem Julienneschneider oder Spiralschneider in feine Streifen schneiden und etwas salzen. In einer beschichteten Pfanne die geschälte, in Würfel geschnittene Knoblauchzehe leicht andünsten. Die Garnelen dazugeben und rundum bei geringer Hitze garen.

Die Zucchinistreifen dazugeben und mit den Garnelen vermischen, etwas Wasser hinzufügen und würzen. Für ca. 5–8 Minuten fertiggaren (je nachdem, wie bissfest Sie die Zucchini mögen).

Auf einem Teller anrichten und sich schmecken lassen.

Fettfreie Spargelsuppe mit Hähnchenbrust (Kräutermarie)

Das Rezept ist für mindestens 5 Portionen (ziemlich große Teller).

1 kg frischen oder Tiefkühlspargel (160 kcal)
500 g Hähnchenbrust (560 kcal)
Gemüsebrühe (am besten eine Bio-Brühe ohne Glutamat)
nach Bedarf Himalayasalz
Kräuter nach Wahl und Geschmack, z. B. Bohnenkraut, Thymian (nur wenig, sonst wird die Suppe bitter), Rosmarin, Liebstöckel (Maggikraut), Petersilie, Schnittlauch etc

Den Spargel schälen und die Schalen und trockenen Enden in ca. 3 Liter Wasser ein paar Minuten aufkochen. Danach abseien und in den Sud die kleingeschnippelten Spargelstückchen und die in mundgerechte Stückchen geschnittene Hähnchenbrust geben. Instant-Brühe, Salz und die Kräuter als Sträußchen gebunden kochen, bis das Fleisch und der Spargel gar sind. Fertig. Die Kräuter können auch gehackt zum Schluss in den Topf gegeben werden. Ich habe beide Varianten probiert und mag sie beide. Hätte nie gedacht, dass fettfreie Spargelsuppe so gut schmecken kann! Das liegt am Bohnenkraut und am Liebstöckel. Aber auch den »knoblauchigen« Geschmack des Schnittlauches finde ich klasse!

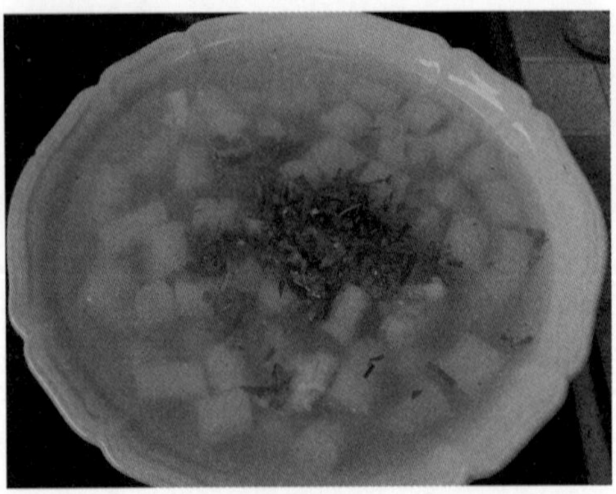

Schneller geht es mit tiefgefrorenem Spargel und das schmeckt auch. Die Suppe eignet sich herrvorragend zum Einfrieren.

Fischfilet auf mediterranem Gemüse (Civatetea und Kräutermarie)

Fischfilet nach Wahl (ich nehme meistens Tiefkühlfilet) Zucchini
Tomate
Aubergine
Paprika
rote Zwiebel
Thymian, Rosmarin, Majoran, Oregano, Knoblauch, Salz, Pfeffer
Zitronensaft
Gemüsebrühe

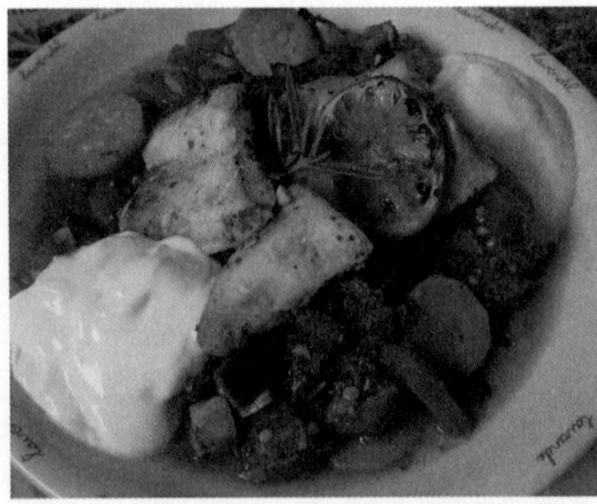

Das Gemüse kleinschnippeln. In eine Auflaufform legen. Die Kräuter kleinhacken, Knoblauch pressen oder hacken. Alles in einer Schale mit Salz und Pfeffer würzen. Zitronensaft und Gemüsebrühe dazugießen und gut mixen. Eventuell etwas Wasser zugeben. Das Gemisch über das Gemüse gießen. Den Fisch auf das Gemüse legen. Mit Salz und Pfeffer abschmecken und mit Zitronenscheiben belegen. Bei 200 Grad 25–30 Minuten in den Ofen.

Die im Rezept angegebene Garzeit finde ich nicht optimal. Die halbgaren Auberginen schmecken einfach nicht und das Fischfilet ist nach 25 bis 30 Minuten bei 200 Grad trocken. Damit kannst du jeden Neuling in die Flucht schlagen.

Deshalb lasse ich das Gemüse für mindestens 30 Minuten im Ofen und lege erst danach den Fisch drauf. Alufolie drüber und nochmal für ca. 20 Minuten in den Ofen. Natürlich schmeckt es viel besser mit einem Löffel Öl und beim Anrichten mit ein wenig fettarmem Naturjoghurt. In Zukunft werde ich die Aubergine ganz weglassen, mehr Tomate nehmen, noch mit Bruschettagewürz (hauptsächlich getrocknete Tomatenflocken) würzen und das Gericht mit dem Löffel essen. So schmeckt es mir am besten.

Ofentomaten mit Fischfilet (Kräutermarie)

250–300 g Tomaten
Knoblauchzehe, Rosmarin, Fischgewürz (Salz), Himalayasalz
evtl. ein paar Spritzer Zitrone (geht auch ohne)
ca. 120 g Fischfilet (Pangasius, Rotbarsch, Zander, Hecht)
2 Löffel Wasser, Alufolie

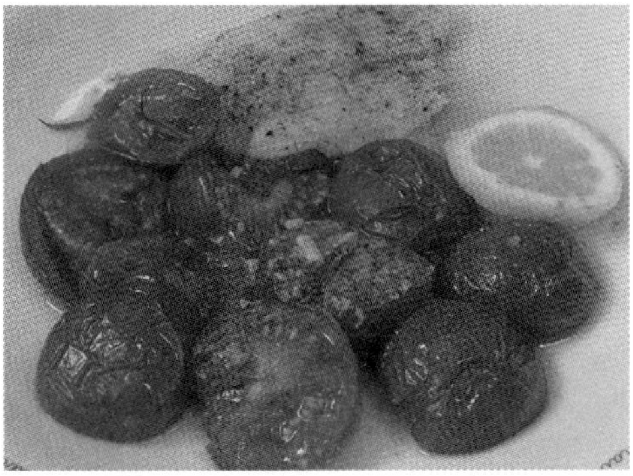

Den Ofen auf 200 Grad vorheizen. Tomaten waschen, halbieren oder vierteln, Stielansatz entfernen und in eine feuerfeste Form legen (ich nehme eine von der Größe passende Metallschüssel dafür, weil sie die Hitze schneller leitet). Knoblauchzehe abziehen, kleinschneiden und auf den Tomaten verteilen, dann mit Rosmarin und Salz würzen, die 2 Löffel Wasser dazugeben und für 20–30 Minuten im Ofen auf die mittlere Schiene stellen. Die Knoblauchzehe kann auch zerquetscht zwischen die Tomaten gelegt werden.

Das Fischfilet waschen, mit der Zitrone säuern (dadurch bleibt der Fisch schön fest), mit einem guten Fischgewürz plus Salz von beiden Seiten würzen. Die Tomaten aus dem Ofen nehmen und den Fisch drauflegen. Dann eine Alufolie drüberlegen (Vorsicht heiß!), damit das Fischfilet nicht trocken wird und nochmal für ca. 15 bis 20 Minuten in den Ofen schieben. Je nach Herd kann es unterschiedlich lange dauern. Die Tomaten sollten noch ein wenig Biss haben, aber die Schale soll sich leicht lösen.

Auf dem Teller angerichtet bekommt dieses leichte Fischessen einen besonderen Pfiff, wenn die Tomaten noch mit einer Balsamico-Reduktion gewürzt werden. Ich nutze Feigen-Balsamico oder Orangen-Balsamico dafür.

Hähnchengyros mit Gurke und Tomate und Joghurt zum Dippen (Kräutermarie)

ca. 120 g Hähnchenbrust
Gyrosgewürz, Himalayasalz
1 TL neutrales Öl,

2 EL Weißwein und ein paar Löffel Wasser
Gurke, Tomate, zwei Löffel Naturjoghurt

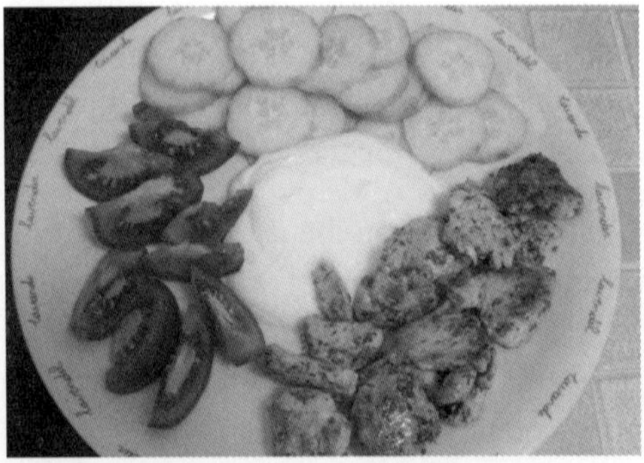

Hähnchenbrust kleinschneiden. In einem Teller oder Schälchen erst mit dem Gewürz und Salz gut durchmischen, dann das Öl und den Wein dazugeben und wieder mischen. Mit einer Folie abdecken und im Kühlschrank ein paar Stunden (mindestens zwei) ziehen lassen. Dann in einer beschichteten Pfanne anbraten. Mit ein paar Löffel Wasser ablöschen und bei zugedeckter Pfanne 2–3 Minuten dünsten lassen.

Die Tomaten und die Gurke mundgerecht schneiden. Anschließend alles auf einem Teller mit dem Joghurt anrichten. Guten Appetit. Das Ganze hat einen Nährwert von ca. 350 kcal und macht gut satt.

GeDAKeltes BROT (Susi)

100 g Gluten
100 g Haferkleie, gemahlen
20 g Flohsamen (ganz, nicht die Schalen)
30 g Leinsamen
20 g Sesam
3/4 Würfel Hefe
1 geh. TL Salz
1 gestr. TL Kurkuma (muß nicht, aber ich mag es gern, wenn der Teig gelblich ist)
380 g Wasser

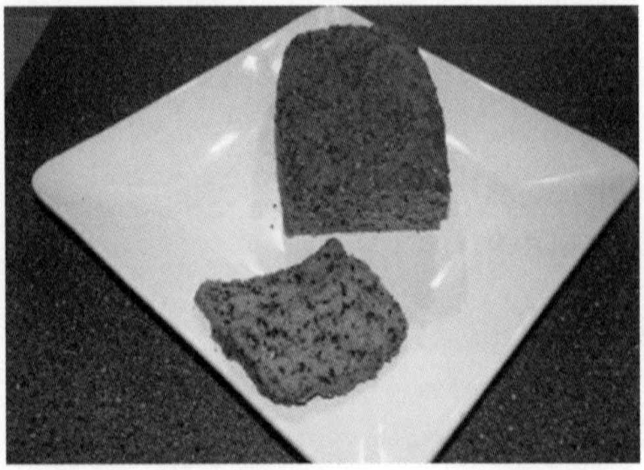

Alle trockenen Zutaten vermischen, dann die im Wasser aufgelöste Hefe dazugeben und alles mit einem Löffel gut mischen. 2,5 Stunden abgedeckt gehen lassen. In eine Form geben (meine ist 20 x 10 cm, ich sprühe sie ein wenig mit Öl ein) und bei 180 Grad Heißluft (vorgeheizt) 60–75 Minuten backen. Auskühlen lassen.

Ich schneide aus dem Brot 28 Scheiben à ca. 25 g. Das ergibt dann 38 kcal und 2,3 KH/Scheibe. Das Brot schmeckt frisch, aber auch prima getoastet.

Eierschaum mit Stevia (Matze)

Hier noch ein kalorienarmes und wohlschmeckendes Schmankerl von mir. Da ich auf Milchspeisen mit Wasseranlagerungen reagiere, mache ich mir gern einen Eierschaum mit Stevia in verschiedenen Geschmacksrichtungen. Dazu trenne ich 2 Eier vom Eigelb und gebe das Eiweiß und etwas flüssiges Stevia mit unterschiedlichem Fruchtgeschmack in einen Messbecher.

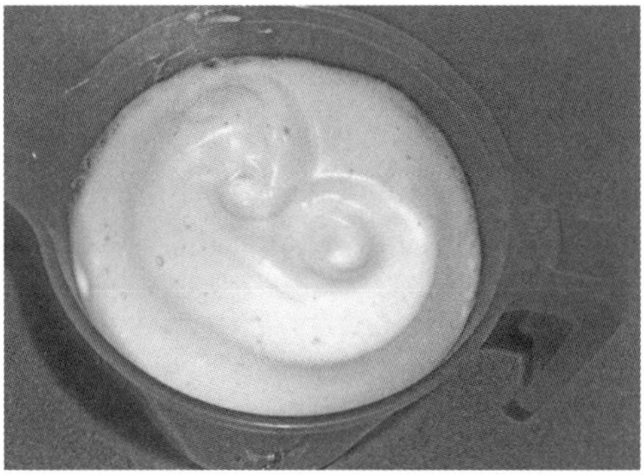

Mit einem Handmixgerät schlage ich das Gemisch schaumig bis fest. Auf höchster Stufe ca. 2 Minuten. Danach gebe ich das Eigelb hinzu und schlage das Ganze noch mal kurz durch. Würde man das Eigelb vorher nicht vom Eiweiß trennen, würde die Masse nicht fest werden. Meist löffle ich den Eierschaum direkt aus dem Messbecher ;-)

Rezepte von Elisabeth Engler

Marinierte Schweinelendchen

(1 Portion, 200 kcal)

120 g Lendensteak (vom Schwein)
½ TL Paprikapulver (edelsüß)
½ TL Currypulver
2 EL Wasser
1 cm Ingwerwurzel
½ Tasse Gemüsebrühe (nach Belieben)
Kräutersalz
Pfeffer

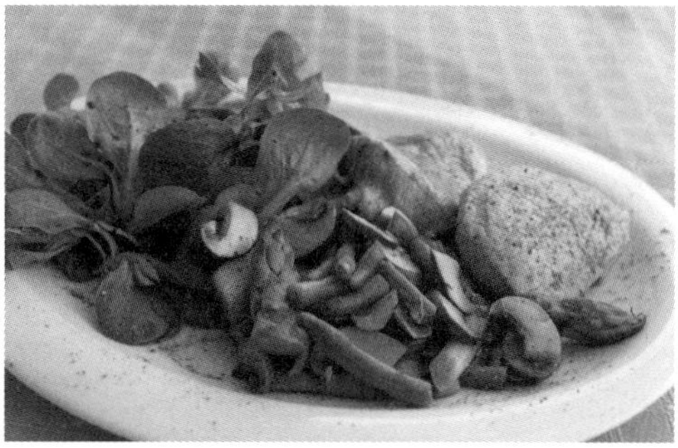

Fleisch waschen und in 1 cm x 1 cm große Würfel schneiden.

Die direkten Links zu den Foren-Rezepten gibt es hier:
Ketario-Forum: Link http://www.ketario.de/viewforum.php?f=40
oder http://goo.gl/xBQv9O

Paprika und Curry miteinander mischen und mit dem Wasser zu einer Marinade rühren. Mit dem Fleisch zusammen in eine kleine Schüssel geben und dann für mindestens 10 Minuten einziehen lassen. Wenn gewünscht, reibt man noch etwas frischen Ingwer hinein und vermischt das Ganze gut miteinander.

Eine beschichtete Pfanne wird nun erhitzt und das Fleisch darin für 2 Minuten trockengerührt. Nach Wunsch noch etwas Gemüsefond dazugeben und für etwa weitere 2 Minuten fertiggaren lassen.

Tipp: Servieren Sie als Beilage einen frischen Feldsalat oder ein Bohnen-Pilz-Gemüse.

Flusskrebspfanne

(1 Portion, 115 kcal)

100 g Flusskrebsschwänze
10 g Ingwer
½ TL Paprika
50 ml Gemüsefond
Salz

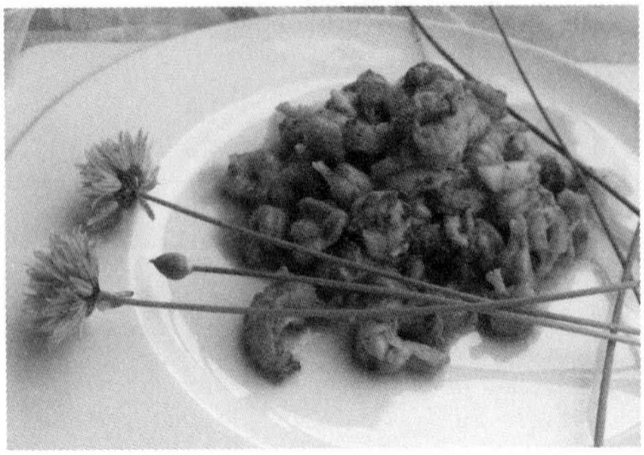

Die Flußkrebse in kaltem Wasser durchspülen, dann abtropfen lassen. Ingwer schälen und fein reiben.

Eine beschichtete Pfanne gut erhitzen und die Flußkrebse darin unter Rühren eine Minute lang anbraten. Mit dem Fond ablöschen, Ingwer und Paprika zugeben. Nach einer Minute mit Salz abschmecken und servieren.

Tipp: Dazu schmeckt ein kräftig gewürzter Tomatensalat oder grüner Salat.

Orangen-Fenchel-Gemüse

(2 Portionen, je 95 kcal)

2 Fenchelknollen (klein bis mittelgroß)
1 Orange
½ Blutorange
100 ml Gemüsebrühe
Pfeffer und Salz
evtl. ein paar Tropfen Flüssig-Stevia

Den Fenchel waschen und putzen. In dünne Scheiben schneiden und in einer beschichteten Pfanne trocken unter Rühren 2–3 Minuten anrösten.

Gemüsebrühe zugeben und abgedeckt etwa 8 Minuten lang weichdünsten lassen.

Die Orangen schälen und das Fruchtfleisch filetieren. Heraustretenden Fruchtsaft auffangen. Die Blutorange auspressen.

Sobald der Fenchel weich ist, die Orangenfilets und den Saft unterrühren, noch

2 Minuten lang köcheln lassen und mit Salz und Pfeffer abschmecken.

Gewürz - Grapefruit

(1 Portion, 145 Kcal)

1 Grapefruit
150 ml Orangensaft (frisch gepresst oder Direktsaft, ohne Zucker)
1 Sternanis
1 Kardamomkapsel
1 TL Orangenblütenwasser (nach Belieben)

Den Orangensaft mit den zerkleinerten Gewürzen zum Kochen bringen und bei niedriger Hitze alles ein paar Minuten lang auf die Hälfte reduzieren.

In der Zwischenzeit die Grapefruit schälen und sorgsam filetieren (die weißen Häute herausschneiden). Den Orangensud durch ein Sieb geben und zusammen mit den Grapefruitfilets nochmals kurz aufkochen.

Nach zwei Minuten vom Herd nehmen und sofort heiß oder später ausgekühlt servieren.

Vielen Dank an Elisabeth, die mir diese Rezepte exklusiv für dieses Buch bereitgestellt hat.

Viele weitere leckere Rezepte finden Sie in Elisabeth Englers Buch.

Der Link zum Buch bei Amazon:
http://goo.gl/ojcg25

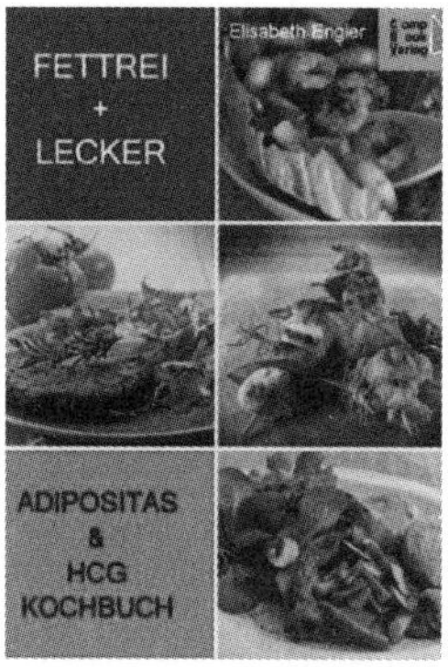

Und hier noch ein interessantes Kochbuch von Werner Keller

Der Link zum Buch bei Amazon:

http://goo.gl/AEydj5

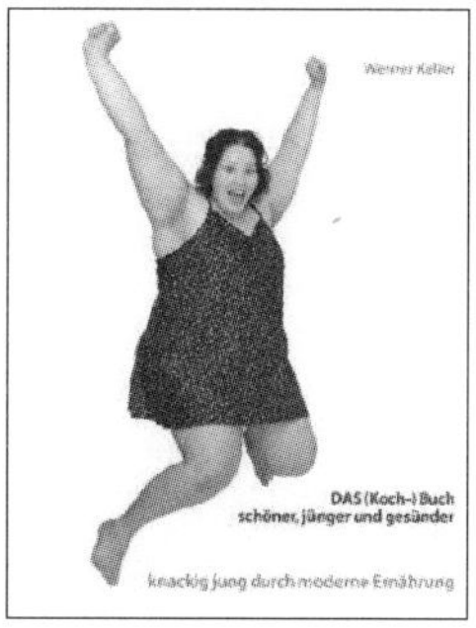

Der Reset des Hypothalamus

Der Reset passiert ungefähr nach 21 Tagen der Diätphase in Kombination mit dem hHCG – also ungefähr nach 23 Tagen inklusive der beiden ersten Ladetage. In diesen ersten 23 Tagen wäre es schlecht, wenn Sie die Diät abbrechen oder unterbrechen oder Nahrungsmittel essen würden, die nicht auf der Liste stehen. Nach diesen 23 Tagen ist eine Unterbrechung nicht ganz so tragisch. In den ersten 23 Tagen sollten Sie sich strikt an die Regeln halten (und im Idealfall auch danach), denn sonst würden Sie Ihren eigenen Erfolg torpedieren.

Sie werden im Durchschnitt ein halbes Pfund als Frau und ein Pfund als Mann abnehmen. Das heißt aber auch, dass Sie nicht jeden Tag an Gewicht verlieren werden. Und manchmal werden Sie sogar leicht an Gewicht zulegen. Das ist vollkommen in Ordnung und hat spezielle Gründe, die ich hier kurz erläutern möchte. Ihr Körper entleert während der Diätphase die Fettzellen und verwendet die daraus gewonnene Energie für die Versorgung Ihres Körpers. Die Fettzellen an sich sind aber noch da. Um diese aufzulösen und auszuschwemmen, benötigt der Körper Wasser. Dieses wird an einigen Tagen im Körper eingelagert und ist für den Stillstand beziehungsweise das auf der Waage gestiegene Gewicht verantwortlich.

Hält dieser Zustand länger als 4 Tage hintereinander an, kann man laut Dr. Simeons einen sogenannten »Apfeltag« einlegen. Dazu isst man, vom Mittag eines Tages bis zum Mittag des folgenden Tages verteilt, 6 große Äpfel und trinkt nur sehr wenig Flüssigkeit. Das zwingt den Körper dazu, am Folgetag eine große Menge Wasser auszuscheiden, und die Waage zeigt folglich wieder eine Abnahme. Dieser Apfeltag ist aber rein psychologisch (zur seelischen Unterstützung) zu sehen, denn eine Stagnationsphase wird – über kurz oder lang – immer von selbst aufgelöst.

Meinen einzigen Apfeltag habe ich ausgerechnet am allerletzten Tag der Diätphase gemacht. Mit dem Ergebnis, dass ich am nächsten Tag 2 Kilo Gewicht verloren hatte. Ich wollte unbedingt sehr nahe an mein 100 kg (minus)-Ziel herankommen. Das habe ich damit auch geschafft. Nur hatte ich an den darauf folgenden ersten Stabilisierungstagen wieder ein höheres Gewicht durch die Wiedereinlagerung des ausgeschiedenen Apfeltag-Wassers. Der Apfeltag ist also wirklich nur psychologisch zu sehen und nicht unbedingt notwendig. Den Tag hätte ich mir sparen können. Ich musste es aber auch selber probiert haben, um darüber schreiben zu können. Daher war der Tag letztlich doch lehrreich.

Wenn Sie an einem Tag viel Sport treiben oder sich extrem anstrengen, werden Sie ein »Mehr« auf der Waage sehen können. Auch hier lagert der Körper Wasser an.

Das ist die wohl merkwürdigste Art einer Stagnation: Wenn Sie extrem viel Gewicht zu verlieren haben, kann es vorkommen, dass Sie Gewichtsmarken haben, die Sie schon mal für längere Zeit gehalten hatten, bevor es zu einem starken Gewichtsanstieg gekommen war. Die Gründe für diesen Gewichtsanstieg können vielfältig sein: von stark psychisch belastenden Ereignissen wie dem Tod eines geliebten Menschen, Trennung nach einer langjährigen Beziehung oder unerwartetem heftigen Streit in der Familie, bis hin zu einer Verschlechterung des Metabolismus durch z.B. Medikamenteneinfluss oder Candida-Pilzbefall im Körper.

Oft werden Sie sich gar nicht mehr an dieses alte Niveau der temporären Gewichtsstabilität erinnern können. Das war nämlich mal einer ihrer Set-Points. Und diese sind noch im Hypothalamus auf die ein oder andere Weise gespeichert. Erreichen Sie den Bereich des alten Set-Points, wird Ihr Hypothalamus diesen testen und darum »kämpfen«. In dieser Phase könnte es sein, dass Sie bis zu 14 Tage lang nichts (auf der Waage nachvollziehbar) abnehmen. Das kann sehr frustrierend sein. Aber mit dem Wissen darum warten Sie diese Stagnation einfach ab. Danach werden Sie viel Wasser und somit Gewicht verlieren, und der Kampf ist gewonnen.

Der Set-Point verschiebt sich nach unten. Daher ist auch die folgende Phase bedeutend und entscheidend. Hier wird das erreichte Gewicht stabilisiert und als neuer Set-Point festgeschrieben.

Mögliche Fehler bei der Durchführung der Diät

Bitte lesen Sie sich diesen Abschnitt (die nächste Seite) genau durch, bevor Sie mir eine E-Mail schreiben oder mich anrufen. Am häufigsten sind Rückmeldungen wie: Hilfe, ich habe seit 5 Tagen einen Gewichtsstillstand. Was mache ich falsch? Dazu muss gesagt werden, dass Stagnationen zur Adipositas-Kur gehören wie Faust zu Gretchen. Das ist nicht ungewöhnlich, sondern passiert auf jeden Fall, besonders in lang andauernden Diätphasen. Lesen Sie dazu bitte auch das Kapitel »Statistik«, das meine Erfahrungen damit enthält.

Sollten Sie beim Wiegen am Morgen zugenommen haben, so liegt es daran, dass Sie vermehrt Wasser angelagert haben. Das kann unter verschiedenen Voraussetzungen passieren:

- Sie haben sich nicht an die Ernährungsvorschriften gehalten, das heißt, etwas zu Ihrer Nahrung hinzugefügt, was nicht dort hineingehört, wie zum Beispiel eine Frucht, ein Gemüse oder eine Proteinquelle, das/die nicht in der (erweiterten) Übersicht steht. Oder haben Sie mehr als ein Grissino auf einmal gegessen?

- Sie könnten auch **zu viel** Obst oder Eiweiß gegessen haben.
  Mehr als die 100 bis 120 g Eiweißquelle sollten Sie nicht zu sich nehmen. Die gute Nachricht ist, dass Sie bei dem Gemüse nicht sparen müssen. Da kommt es nicht auf's Gramm an. Bei der Frucht sollten Sie aber wieder auf die Mengenangabe achten. Wenn Ihnen die Mengen zu klein sind und Sie Angst haben, nach dem Essen gleich wieder Hunger zu haben, dann nehmen Sie vorsorglich eine Teelöffelspitze L-Glutamin unter die Zunge und lösen es dort auf – etwa eine Stunde vor der Mahlzeit. Sie werden sehen, dass Sie jetzt mit den Mengen sehr gut auskommen.
- Vielleicht haben Sie auch zu viel Sport an einem Tag getrieben, was Ihren Körper veranlasst haben könnte, Wasser einzulagern. Sie sollen ruhig Sport treiben, und es ist Ihnen ja auch ein Bedürfnis, je mehr Gewicht Sie verlieren. Nur übertreiben Sie es nicht und steigern Sie sich langsam. Und zu zwingen brauchen Sie sich auch nicht. Sport ist für den Erfolg der Kur nicht unbedingt notwendig.
- Möglicherweise haben Sie es auch mit dem Salzen an einem Tag etwas übertrieben. Hier gilt die Regel, dass man täglich immer in etwa gleich viel Salz zu sich nehmen sollte. Ein Mehr muss der Körper mit vermehrter Wasseranlagerung kompensieren.

Phase 3

Die Stabilisierungsphase

Eine ganz entscheidende Phase schließt sich an die Diätphase an. Diese wird Stabilisierungsphase genannt und ist von äußerster Wichtigkeit, denn in dieser Zeit wird Ihr Set-Point neu eingestellt und gefestigt. Ich hatte zum Beispiel einen extrem hohen Set-Point. Als der erreicht war, konnte ich essen, was ich wollte – oder auch gar nichts mehr essen: Es hat sich einfach gar nichts bewegt. Ich habe nicht zugenommen und nicht abgenommen.

Wohl gemerkt, **auch wenn ich nichts gegessen habe**. Das war wohl eine Hinterlassenschaft meiner extremen Fastenphasen. Ich dachte, ich hätte mir den Stoffwechsel völlig zerstört, aber das ist wahrscheinlich nur die halbe Wahrheit. In Wirklichkeit hat der Hypothalamus einfach den hohen Set-Point eingebrannt und nicht verrücken lassen. Gott sei Dank gibt es hHCG und Gott sei Dank bin ich nach langer Suche auch darauf gestoßen. (Es nützt ja nichts, wenn es die Möglichkeiten der Heilung gibt und man sie nicht kennt). Das war mein Hauptbeweggrund, dieses Buch zu schreiben und im deutschsprachigen Raum bekannt zu machen.

Nachdem Sie **(als Beispiel!)** 30 Tage inklusive der ersten beiden Ladetage das hHCG eingenommen haben, beenden Sie die Einnahme mit der dritten täglichen Dosis und fahren in den nächsten beiden Tagen mit der 700-Kaloriendiät fort. Das hHCG braucht nämlich 48 Stunden, um aus dem Körper zu entweichen. Würden Sie in diesen beiden Tagen gleich vermehrt Kalorien aufnehmen, würden Sie schnell zunehmen, denn das hHCG ist noch wirksam.

Die effektive Diätphase beträgt somit 30 Tage, wenn man von den insgesamt 32 Tagen die ersten beiden Schlemmertage abzieht.

Einnahme des homöopathischen HCGs 30 Tage	Kein hHCG 2 Tage
2 Ladetage	Diätphase 30 Tage 700 Kalorien

Wiegen Sie sich **am Tag der letzten Einnahme des hHCG** und vermerken Sie dieses Gewicht im Kalender. Am besten rot. Dieses Gewicht soll für die nächsten drei Wochen in einem Bereich von plus und minus zwei Pfund gehalten werden. Das heißt, Sie sollen **jetzt nicht weiter abnehmen,** aber auch nicht mehr als 1 kg über dieses rot markierte Gewicht zunehmen.

Das heißt auch nicht, dass Sie einfach so weitermachen wie bisher und die Diät fortführen, weil Sie damit gut gefahren sind. Ihr Körper braucht jetzt wieder Energie durch zugeführte Nahrungsmittel, da er diese nicht mehr aus den krankhaften Fettpolstern bezieht. hHCG off. Sie dürfen auch nicht mehr kalorien- oder fettreduziert essen. Ab jetzt ist wieder Vollverpflegung angesagt. Das kann nicht oft genug betont werden, denn der Fehler, zu reduziert zu essen, wird häufig begangen.

In der Stabilisierungsphase können Sie wieder alles essen, außer Produkte, die Stärke und Zucker enthalten. Da Stärke in verschiedenen Gemüsesorten vermehrt und Zucker in vielen Früchten enthalten ist, habe ich versucht, diese aus der Ernährung für drei Wochen zu streichen.

Ich habe mich auf eiweißreiche, fetthaltige Kost »spezialisiert« und nur einen kleinen Teil Gemüse und kein Obst gegessen. Auch die Grissini waren nicht mehr erlaubt. Ein Glas Rotwein oder ein kohlenhydratarmes Bier sind zum Essen gestattet.

Was strikt verboten ist, ist alles aus Mehl: Brot, Brötchen, Kuchen, Torten, Kekse. Ebenso Schokolade, Pralinen und alle Fertigprodukte. Generell dürfen keine Kartoffeln, kein Reis, keine Nudeln gegessen werden.

Wenn Sie Gemüse und Obst moderat in die Stabilisierungsphase aufnehmen wollen, dann halten Sie sich bitte an diese Vorschläge:

Nicht stärkehaltige Gemüse (Lebensmittel mit hohem Wassergehalt)

Auberginen, Avocados, Blattsalate, Broccoli, Chicorée, Endivien, Fenchel, Gemüsekürbis, grüne Bohnen, Kohl (alle Sorten), Kohlrabi, Kresse, Löwenzahn, Okra, Paprika, Pastinaken, Petersilie, Rüben, Salatgurken, Spargel, Spinat, Tomaten, Zucchini

Die Top 9 der am wenigsten Zucker enthaltenden Obstsorten für die Stabilisierungsphase
Erdbeeren, Honigmelone, Sanddornbeeren, Himbeeren, Acerolakirschen, Brombeeren, Papaya, Limetten, Rhabarber

Aber wie gesagt, ich verzichtete ganz auf Früchte und nahm Gemüse nur noch in kleinen Mengen zu mir. Der Hauptbestandteil der Nahrung bestand aus Eiweiß und Fett. Damit stabilisiert man am sichersten.

Nahrungsmittel für die Stabilisierungsphase

Hier nun eine Liste dessen, was Sie alles wieder essen dürfen:

Alle Sorten Schalentiere einschließlich:
Muscheln, Krabben, Austern, Miesmuscheln, Garnelen, Tintenfisch usw.

Alle Sorten Fleisch einschließlich:
Schinken, Rind, Speck, Lamm, Schwein, Kalb, Wild usw.

Vorsicht! Verarbeitetes Fleisch, Speck und Schinken können mit Zucker behandelt sein. Aufschnitt kann Nitrate enthalten.

Eier in allen Zubereitungsformen:
Gefüllte Eier, Spiegeleier, hart oder weich gekochte Eier, Omelette, verlorenes Ei, Eierstich, Rührei usw. Kombinieren Sie Eierspeisen ruhig mit Pilzen oder Zwiebeln oder Paprika und würzen Sie mit Basilikum, Oregano. Fügen Sie Schafskäse hinzu.

Alle Käsesorten einschließlich:
Blaukäse, Cheddarkäse, Kuh-, Schaf- und Ziegenkäse, Schnittkäse, Frischkäse, Feta, Gouda, Mozzarella, Parmesan, Schweizer Käse usw.
Bei Käsesorten sollten Sie ein bisschen vorsichtiger sein, da diese Kohlenhydrate enthalten. Also nicht zu viel davon essen.

Alle Sorten Gemüse einschließlich:
Luzerne, Sellerie, Schnittlauch, Gurken, Salate, Pilze (eigentlich weder Pflanze noch Tier, sondern eine Sonderform, hier aber mal als Gemüse betrachtet), Petersilie, Radieschen, Artischocken, Spargel, Brokkoli, Rosenkohl, Blumenkohl, Kohl, Grünkohl, Kohlrabi, Lauch, Oliven, Zwiebeln, Kürbis, Erbsen, Sauerkraut, Tomaten, Rüben, Zucchini usw.

An Gewürzen dürfen Sie alles verwenden. Nur nichts, was Zucker oder Stärke enthält.

Erlaubte Öle und Fette:

Butter, Mayonnaise (kein Zucker!), Pflanzenöl (am besten Olivenöl), Kokosnussöl (sehr zu empfehlen in Kaffee und Tee oder braten Sie Ihr Fleisch darin an). Vorsicht mit Margarine!

Künstliche Süßstoffe:

Keine! Hier ist alternativ nur Stevia (natürlich) zu empfehlen. Ab dem 1. Dezember 2011 ist Stevia in der EU als Lebensmittel zugelassen. Achten Sie darauf, dass Sie ein hochwertiges Stevia-Produkt kaufen, denn hier gibt es sehr große qualitative und geschmackliche Unterschiede. Ich habe meins kürzlich bei dieser Internetadresse bestellt:

http://goo.gl/bf2eYI

Alkohol ist gelegentlich zu Mahlzeiten erlaubt. Das heißt, ein Glas Rotwein oder ein Bier. Bier und Wein enthalten Zucker und Stärke. Also nur wenig davon trinken – jedenfalls in der Stabilisierungsphase.

Nichtalkoholische Getränke:

Wasser, Kaffee, Tee. Lightgetränke sollten **nicht** getrunken werden, da diese Aspartam enthalten, eine giftige Substanz, die langfristig Ihre Gesundheit ruiniert. Ich hatte zum Beispiel immer starke Rückenschmerzen, da ich früher viel »Cola light« getrunken hatte. Aber da muss man natürlich erst mal drauf kommen. Googlen Sie mal nach Aspartam. Sie werden staunen.

Häufig wird mir die Frage gestellt, wie viel man denn in der Stabilisierungsphase essen darf. Das lässt sich recht einfach sagen: Essen Sie ungefähr so viel, wie Ihr Gesamtumsatz beträgt, damit Sie Ihr Gewicht halten. Das ist jetzt unbedingt notwendig. Nur so können Sie Ihren Hypothalamus auf diesen Gewichtslevel eichen.

Sicher kennen Sie den Grundumsatz, der Ihnen sagt, wie viel Ihr Körper im vollkommenen Ruhezustand benötigt, um überleben zu können. Da wir aber aktive Menschen sind, nützt uns der Grundumsatz nichts. Hier kommt der Gesamtumsatz ins Spiel. Dieser errechnet sich aus der Körpergröße, dem aktuellen Gewicht, Ihrem Alter und Geschlecht sowie dem Grad der täglichen Aktivität. Sind Sie eher inaktiv, haben Sie einen geringeren Gesamtumsatz als wenn Sie eher aktiv sind. Sie können den Gesamtumsatz sehr leicht z.B. auf der folgenden Webseite berechnen lassen:

http://goo.gl/aUD8sr

In der Diätphase hat der Körper durch das hHCG teilweise die benötigte Energie aus den Fettreserven gezogen, was ihn veranlasst hat, diese zu reduzieren. In der Stabilisierungsphase ist kein hHCG mehr im Körper vorhanden. Jetzt müssen Sie die Energie wieder von außen vollständig zuführen. Essen Sie jetzt weniger als Ihr Gesamtumsatz beträgt, holt der Körper sich die fehlende Energie irgendwo anders her.

Das heißt, er könnte an die Eiweißreserven und die Muskulatur gehen. Das wollen wir aber verhindern. Die krankhaften Fettreserven werden jetzt nicht mehr angegriffen. Daher sollten Sie, wenn das hHCG den Körper verlassen hat, so viel essen, wie Ihr individueller Gesamtumsatz hergibt. Essen Sie (viel) mehr, werden Sie wahrscheinlich zunehmen, was wir aber jetzt nicht wollen.

Der Korrekturtag

Sollten Sie während der Stabilisierungsphase einmal ca. 1 kg über dem letzten gemessenen Gewicht des letzten hHCG-Einnahmetages liegen, dann müssen Sie an diesem Tag unbedingt einen sogenannten **Steaktag** einlegen.

Anders als bei Dr. Simeons können Sie das Essen der Steaks über den Tag verteilen. Dr. Simeons empfiehlt, über den Tag gar nichts, und am Abend dann ein sehr großes Steak zu essen. Allerdings erschließt sich mir nicht der Sinn, erst abends das Steak zu essen. Es sollte auch funktionieren, wenn Sie das Steak über den Tag verteilt essen.

Würzen Sie nur mit Pfeffer und Salz. Das wird Sie am nächsten Tag wieder unter die magische Grenze bringen. Es ist sehr wichtig, dass Sie das genau an demselben Tag machen, denn Sie gefährden sonst die Stabilisierung Ihres Gewichts in dieser Phase. Also nicht auf später verschieben!

Haben Sie mehr als 1 kg abgenommen, dann essen Sie mehr. Und denken Sie daran, dass Sie ruhig fetthaltige Nahrung essen können. Sie sollten in den drei Wochen innerhalb der Schwankungsbreite von 1 kg nach oben oder unten bleiben. Sonst verbauen Sie sich die Chance auf ein stabiles Gewicht und torpedieren die Anstrengungen sowohl der Diät- als auch der Stabilisierungs-Phase.

Phase 4

Die Austestungsphase

Die Austestungsphase und was jetzt zu beachten ist

Sie haben die Diätphase erfolgreich hinter sich gebracht und konnten in der Stabilisierungsphase 21 Tage Ihr Gewicht in einem Rahmen von einem Kilogramm nach unten und einem Kilogramm nach oben um das Gewicht, das Sie am Tag Ihrer letzten hHCG-Einnahme gewogen haben, halten. Prima! Jetzt beginnt die Phase, die darüber entscheidet, ob Sie langfristig mit Erfolg Ihr Gewicht halten können, oder ob sich wieder Fehler einschleichen, die den Hypothalamus veranlassen, erneut krankhaftes Fett anzulagern.

Hierzu sind ein paar einfache Regeln zu befolgen:

Essen Sie so wenig industriell produzierte Nahrungsmittel wie möglich. Warum? Weil hier Zutaten enthalten sein können, die sich negativ auf die Funktionsweise des Hypothalamus auswirken können.

In Fertigsuppen wie auch in Maggi-Würzsauce ist meist der Geschmacksverstärker Monosodium-Glutamat (Natriumglutamat) enthalten, der heute gerne unter dem Pseudonym »Hefeextrakt« firmiert. Dieser hat zwar keinen eigenen Geschmack, verstärkt aber den Geschmack der anderen meist künstlichen Komponenten. MSG (Monosodium-Glutamat) hat nachweislich einen schädigenden Effekt auf den Hypothalamus.

In Laborversuchen wurden Ratten mit MSG geimpft, die daraufhin extrem fett wurden. Sie wurden hungriger, fraßen mehr und nahmen daher zu. Normalerweise würde Leptin fette Ratten wieder auf Normalgewicht bringen, aber das funktionierte in diesem Fall nicht. Also achten Sie auf Glutamat oder Hefeextrakt!

Wenn Sie Maggi ersetzen wollen, probieren Sie doch mal Liebstöckel, auch Maggikraut genannt, oder bestellen Sie sich eine biologisch hergestellte Würzmischung, die kein Glutamat enthält. Ich habe mir diese hier gekauft und bin begeistert:

http://goo.gl/uW1Fmh

Jetzt gibt es dort auch noch eine flüssige Würzsoße (wie Maggi), nur ohne die schädlichen Bestandteile:

http://goo.gl/CWqmsN

Als Nächstes wäre das Aspartam zu nennen. Es ist bei Weitem nicht das harmlose Süßungsmittel, wie es sein Hersteller Monsanto deklariert. Mittlerweile werden unzählige Krankheiten und Symptome – selbst von der US-Zulassungsbehörde für Nahrungsmittel und Medikamente (FDA) – in Zusammenhang mit diesem Nervengift gebracht. Harmlosere Symptome sind unter anderem vermehrter Durst, größerer Hunger und Gewichtszunahme. Verboten wurde das Gift bisher nicht. Das ist meiner Meinung nach kriminell. Recherchieren Sie selber einmal. Es hätte niemals zugelassen werden dürfen. Hier spielen wirtschaftliche Interessen eine Rolle.

Verzichten Sie auf alle Lightprodukte. Nehmen Sie lieber die vollfetten Produkte. Die schädigen Sie weniger. Zum Süßen nehmen Sie entweder unraffinierten Vollrohrzucker oder Stevia.

Leider Gottes ist es so, dass in vielen unser Nahrungsmittel, auch in den grundlegendsten wie Brot und Brötchen oder auch Wurst und Käse, immer Kochsalz enthalten ist. Kochsalz ist ein Industrieprodukt, bei dem aus dem ursprünglichen Stein – oder Meersalz – durch Raffinierung ein zweikomponentiges Gift mit den Bestandteilen Natrium und Chlorid (NaCl) geworden ist, das heutzutage wie selbstverständlich in vielen Produkten enthalten ist.

Leider wird meist gar nicht zwischen natürlich belassenen Salzen und Kochsalz unterschieden. Viele wissen auch nicht, dass es da Unterschiede gibt. Fakt ist, das NaCl ein hervorragendes Trennmittel für die Industrie ist. Nur ein sehr kleiner Teil der Produktion geht dann in die Speisesalz-Herstellung ein.

Salz an sich ist nichts Schlechtes und wurde in früheren Zeiten mit Gold aufgewogen. Aber glauben Sie nicht, dass das Tafelsalz, das Sie für 19 Cent bei einem Discounter bekommen, mit Edelmetallwerten zu vergleichen ist. Es ist ein Abfallprodukt. Als wertvoll gemeint war immer das ursprüngliche Salz mit allen weiteren Spurenelementen, die dazugehören, um es überhaupt für den menschlichen Körper bekömmlich zu machen.

Ich könnte noch viel über Salz schreiben, aber dazu verweise ich auf folgende Seite für einen schnellen Überblick:

http://goo.gl/rYklWX

Hier an dieser Stelle möchte ich mich weiter damit beschäftigen, wie wir jetzt in der Austestungsphase und auch zukünftig nicht mehr zunehmen werden.

Da dieses ungesunde Salz in vielen Fertigprodukten enthalten ist, gibt uns das einen weiteren Grund, diese (neben Glutamat und Aspartam) nicht mehr zu konsumieren. Schwieriger ist es bei Brot, Brötchen, Wurst und Käse. Entweder Sie sind so geschickt, dass Sie sich diese Sachen selber herstellen können (und dann natürlich das gute Steinsalz verwenden) oder Sie suchen sich einen Handelspartner, der Ihnen diese Produkte besorgt.

Für Brot und Brötchen habe ich eine Quelle gefunden, die mir sehr sympathisch ist.

http://goo.gl/VPVFhV

In diese Brote kommt nur Steinsalz. Es werden die Prinzipien des friedfertigen Landbaus angewendet. Viele allergieauslösende oder dick machende (den Hypothalamus störende) Stoffe werden erst gar nicht zugesetzt. Und der Geschmack ist einfach großartig. Außerdem wird der Blutzucker- und somit der Insulinspiegel beim Genuss nicht in die Höhe geschraubt.

Es gibt eine Hierarchie dessen, was Sie in dieser Reihenfolge langsam wieder zu Ihrer Nahrung hinzufügen sollten:

1. Fangen Sie erst einmal mit verschiedenen **Gemüsesorten** an, die auch ein bisschen mehr Kohlenhydrate besitzen. Ebenso Hülsenfrüchte.
2. Dann machen Sie mit **Früchten** weiter.
3. Nehmen Sie dann **Nudeln, Kartoffeln, Reis** hinzu.
4. Probieren Sie verschiedene **Brotsorten**.
5. Versuchen Sie **Kuchen, Gebäck, Schokolade, Süßigkeiten.**
6. **Nehmen Sie sich nach und nach alles vor, was im Verdacht steht, Sie dick machen zu können. Achten Sie insbesondere auf Milchprodukte und Weizenprodukte!**

Notieren Sie die Zunahme oder das Gleichbleiben des Gewichts. Wiegen Sie sich täglich. Vermeiden Sie Sachen, die Ihren Körper zunehmen lassen.

Nehmen Sie von einem Nahrungsmittel zu, so setzen Sie es auf eine rote Liste und beobachten in Zukunft, wie Sie darauf reagieren.

Weiten Sie die Phase so lange aus, wie Sie es für notwendig empfinden.

Veränderungen, Erfahrungen

Was ich noch sagen wollte

Wichtig! Wenn Sie regelmäßig Medikamente nehmen müssen, sprechen Sie vor der Kur mit Ihrem Arzt. Es kann nämlich sein, dass z.B. weniger Medikamente gegen Diabetes oder Bluthochdruck benötigt werden oder vielleicht sogar gar nicht mehr genommen werden müssen. Lassen Sie regelmäßig checken, was noch benötigt wird. Das ansonsten einzige Medikament, das Sie nehmen dürfen, ist Aspirin, falls Sie zu Beginn der Kur Kopfschmerzen haben sollten.

Sport

Ich weiß, dass dies für viele übergewichtige Menschen ein Unwort ist. Wer viel wiegt und sich so schon im Alltag rumquält, der will sich nicht auch noch mit mehr Bewegung belasten. Die gute Nachricht ist: Das müssen Sie auch nicht. Und die noch bessere Nachricht ist: Sie werden im Laufe der Kur an einen Punkt kommen, an dem Sie von sich aus Ihren Körper mehr fordern wollen. Das kommt ganz automatisch. Sie sollten sich nur nicht zu irgendetwas zwingen. Ihre Intuition wird Ihnen sagen, wann der richtige Zeitpunkt für eine Aktivität gekommen ist.

Bei mir war es so, dass ich mit Spaziergängen angefangen habe. Diese wurden immer länger und als das Wetter besser wurde, bin ich dann auf's Fahrrad umgestiegen. Die Touren wurden auch immer mehr ausgeweitet und häufiger. Irgendwann war ich täglich ein bis zwei Stunden unterwegs. Ich merkte, dass ich immer fitter und fitter wurde und die Strecken in immer kürzerer Zeit bewältigte. Obwohl auf »Diät«, erlebte ich keinerlei Leistungseinschränkungen. Noch besser: Ich wurde kaum mehr müde und mein Körper fühlte sich nicht mehr so abgeschlafft an, da ich ja auch immer leichter wurde.

Dann kam ein Zeitpunkt, an dem ich mich entschied, Mitglied in einem Fitness-Studio zu werden. Diesen Schritt habe ich nicht bereut. Durch das Gewichtstraining, auf das ich mich richtiggehend freue, habe ich mein Bindegewebe gestrafft, baute neue Muskeln auf, verbesserte meine Haltung und wurde insgesamt fitter. Allerdings habe ich dann langsamer abgenommen, da sich durch den Aufbau von Muskulatur (Muskelmasse wiegt mehr als Fett) das Verhältnis von Muskel-Aufbau zu Fett-Abbau in einer Art Pattsituation befand. Da so allerdings letztendlich das Fett trotzdem schwindet und ich athletischer wirke, sind ein paar Kilo mehr auf der Waage überhaupt nicht schlimm für mich.

Übrigens: Nach den Maßgaben des BMI sind sogar die Klitschko-Brüder übergewichtig. Aber darüber lachen die sicherlich.

Seit Juni 2012 spiele ich wieder aktiv Badminton in Nürnberg. Die ersten Wochen waren hart, da ich an die Bewegungsabläufe und das schnelle Reagieren nicht mehr gewöhnt war. Aber ich habe mich relativ zügig wieder in das Spiel reingefunden und Gott sei Dank nicht allzu viel in den letzten 14 Jahren der erzwungenen Untätigkeit verlernt. Denn mit knapp 190 Kilo war daran im Traum nicht (mehr) zu denken. Ich hatte gedacht, ich würde nie wieder Badminton spielen können.

Ich möchte Sie ermutigen:

Hören Sie auf Ihre Intuition und zwingen Sie sich zu gar nichts! Wenn Ihre innere Stimme Ihnen sagt, dass heute noch kein Sport oder diese oder jene körperliche Betätigung noch nicht dran sei, dann hören Sie auf sie! Der Bewegungsdrang kommt ganz von allein, und das ist dann der einzig passende Zeitpunkt für eine Umsetzung. Alles andere führt dazu, dass Sie sich frustriert fühlen.

Lesen Sie ein paar Seiten weiter, wie Sport mich durch meine verlängerte Stabilisierungsphase begleitet hat.

Krankheitsgewinn

Dies ist ein sehr wichtiger Punkt, der den Unterschied ausmacht zwischen: »Ich mach die Kur und will gesund werden« und »Nee, das ist nichts für mich. Ich suche weiter oder will so bleiben, wie ich bin«.

Krankheitsgewinn bedeutet, dass ich irgendwelche Vorteile habe, die größer sind als mein Leiden und mein Frust über die Situation. Ich bekomme zum Beispiel mehr Aufmerksamkeit und bin von anstrengenden Aufgaben befreit, zu denen ich, wenn ich schlank wäre, herangezogen würde.

Mir hat z.B. der Psychocoach Andreas Winter einmal gesagt, dass ich mich gerne vor sinnlosen Aufgaben drücke, die mir keinen Vorteil bringen, zum Beispiel der (kostenlosen) Hilfe bei einem Umzug von Bekannten, und dass ich aus dem Grund fettleibig geworden sei. Von anderen werde ich in diesem Zustand nicht mehr als leistungsfähig angesehen und brauche deswegen nicht zu helfen. Ich hatte Herrn Winter vorher gesagt, dass ich nichts mehr hasse, als sinnlose Aufgaben zu verrichten. Und er meinte, dass es eine clevere Strategie von mir gewesen sei, aus diesem Grund dick zu werden. Ich fand, dass das irgendwie eine dumme Strategie sei, denn wenn ich in Kauf nehmen sollte, so auszusehen und zu leiden, nur um anderen nicht (umsonst) helfen zu müssen, dann ist das einfach nur »strunzdumm«. Und so ist es auch nicht. Ich wollte nichts mehr, als endlich schlank zu sein, und dafür habe ich große Mühen und vor allem Kosten auf mich genommen.

Vielleicht geht es Ihnen aber so oder ähnlich. Möglicherweise ziehen Sie irgendeinen körperlichen, psychischen oder seelischen Vorteil aus Ihrer Situation, der Sie dazu bewegen könnte, nichts zu verändern.

Mir ist folgender Fall in Erinnerung: Da saß ein Mensch im Rollstuhl, obwohl er diesen eigentlich nicht mehr gebraucht hätte. Daraufhin angesprochen, sagte die Person, dass sie so mehr Aufmerksamkeit und Rücksichtnahme von ihrer direkten Umgebung erfahren würde. Und auf diese besondere Zuwendung wollte die Person nicht mehr verzichten.

Was könnte nun dicke Menschen dazu bringen, ihr Gewicht behalten zu wollen?

Man wird von schweren Tätigkeiten ausgenommen, kann vielleicht nicht mehr arbeiten und müsste dies wieder, wenn man schlank wird. Gut, das ist ein Argument, aber irgendjemand hat das Wörtchen »Nein« erfunden.
Man verliert vermeintlich seine Gemütlichkeit und wird vermehrt zu körperlichen Aktivitäten hinzugezogen. Das ist aber eine Fehleinschätzung. Ich kann auch als Schlanker gemütlich bleiben, und: Körperliche Aktivitäten machen auch wieder Spaß und sind nicht mehr anstrengend, sondern fallen leicht. Veränderungen beängstigen und eventuell besteht auch die Angst, sein Ziel erneut nicht zu erreichen. Das heißt, man will lieber in seiner Komfortzone bleiben. Bei extrem dicken Menschen gibt es allerdings so gut wie keine Komfortzone mehr. Da gibt es oft nur noch Leid.
Aufgrund einer traumatischen Erfahrung in der Vergangenheit hat sich eine Person entschlossen, nicht mehr attraktiv für das andere Geschlecht sein zu wollen und zieht es vor, dick zu bleiben.
Ist ein Mensch schwerst adipös und kann sich nicht mehr aus dem Bett bewegen, bekommt er (notgedrungen) intensivere Pflege und Zuwendung, als wenn er keine Gebrechen hätte.
... und vieles mehr

Was auch immer Sie für Vorteile davon haben, dick zu sein: Überlegen Sie sich, ob es wert ist, diese Vorteile für ein selbstbestimmtes, glückliches und schlankes Leben einzutauschen.

Häufig gestellte Fragen

Ist es nicht ungesund, nur 500 oder 700 Kalorien pro Tag zu sich zu nehmen?

Ja, das ist absolut korrekt. Machen Sie niemals eine 500- oder 700-Kaloriendiät, wenn Sie nicht gleichzeitig hHCG oder HCG einnehmen. Dies könnte zu schwerwiegenden Erkrankungen und Mangelerscheinungen führen. Nicht davon zu sprechen, dass Sie einen unsäglichen Hunger haben und diese Ernährungsform nicht sehr lange durchhalten werden. Außerdem werden Sie das verlorene Gewicht sehr schnell wieder zunehmen. hHCG oder HCG bewirkt, dass in Ihrem Körper täglich 2500 bis 3500 Kalorien durch das abgebaute krankhafte Fett zur Verfügung steht. Sie werden dadurch keinen Hunger haben und sich topfit und wohl fühlen. Sehen Sie es einfach als die Leerung des Vorratsspeichers bei Hungerepidemien. Sie ernähren sich dann von Ihren zurückgelegten Reserven.

Hier kommt jetzt einer adäquaten Nährstoffversorgung eine ganz besondere Rolle zu. Durch Gemüse, Eiweiß und Obst haben Sie schon mal eine prima Grundlage. Wie Sie aber vielleicht wissen, verlieren die Bestandteile der Nahrung durch die Zubereitung (Kochen) Vitamine und Mineralstoffe. Auch sind die Äcker heutzutage nicht mehr so mineralstoffreich, um nicht zu sagen ausgelaugt, was sich ebenso auf die Qualität der Produkte auswirkt. Deshalb sollten Sie Ihren Zellen und dem gesamten Organismus hochwertig hergestellte Vitamine zur Verfügung stellen. Siehe auch das Kapitel »Vitalstoffe zur Unterstützung der Adipositas-Kur«.

Muss ich Sport treiben, um Erfolg zu haben?

Absolut nicht. Dr. Simeons sagt ausdrücklich, dass Sport nicht notwendig ist. Das heißt aber nicht, dass es verboten wäre, Sport zu treiben. Nur sollten Sie es nicht übertreiben, da an Tagen mit starker körperlicher Belastung eine Wasseranlagerung auftreten kann und diese dann eine Abnahme verhindert. Wenn Sie bisher Sport getrieben haben, können Sie dies auch weiterhin tun. Nur nicht mehr exzessiv. Lassen Sie es langsam angehen. Spaziergänge sind prima, aber machen Sie keine Gewaltmärsche. Mit fallendem Gewicht werden Sie immer mehr Lust auf Bewegung bekommen. Nur eben langsam.

Werde ich Hunger haben?

Ja und nein. In den ersten Tagen bis zu zwei Wochen kann es sein, dass Sie ein verstärktes Hungergefühl haben. Besonders wenn Sie nicht die ersten beiden Ladetage eingehalten und mit der Diätphase zu früh angefangen haben. Aber das legt sich mit der Zeit. Wahrscheinlich ist es die Entgiftung und die Entwöhnung von der bisherigen Essensroutine, die einen ein bisschen mürrisch machen kann.

Diese Phase kann manchmal von Kopfschmerzen und Unwohlsein begleitet sein. In dem Fall dürfen Sie durchaus auch eine Aspirin einnehmen. Aber höchstwahrscheinlich werden Sie das nicht müssen. Es kann zwischenzeitlich auch vorkommen, dass Sie denken, ein Hungergefühl zu haben. Hier hilft L-Glutamin sehr gut. Trinken Sie viel und lenken Sie sich ab, wenn es dazu kommt. Sie werden sich in den allermeisten Fällen sehr gut fühlen.

Es ist wichtig, noch einmal zu erwähnen, dass Sie 3- bis 4-mal am Tag nicht mehr als 2 Sprühstöße hHCG (bezogen auf HCG Komplex der Salvator Apotheke) einnehmen sollten. Nehmen Sie mehr, kann das unter Umständen ein Hungerauslöser sein. Also bei der nächsten Einnahme einfach mit den 2 Sprühstößen weitermachen.

Außerdem können Sie so viel essen wie auch sonst. Die zugeführte Nahrung ist dann nur nicht mehr so gehaltvoll wie früher. Aber Mund, Magen und Darm werden genug zu tun haben. Es braucht nur ein bisschen Gewöhnung an die ganze Geschichte.

Wie lange kann ich die Adipositas-Kur durchführen? Mehrere Runden oder in einem Rutsch?

Grundsätzlich können Sie so lange in der Diätphase bleiben, bis Sie für sich persönlich das optimale Gewicht erreicht haben. Sie müssen nicht, wie bei einigen anderen genannt, nach 21, 30 oder 40 Tagen die Diätphase beenden! Sie können sich an die Anweisungen von Dr. Simeons halten und nach maximal 40 Diät-Tagen in die Stabilisierungsphase wechseln und anschließend die Kohlenhydrat-/Zucker-Testphase machen, in der Sie langsam wieder Stärke und Zucker zu Ihrer Nahrung hinzufügen und schauen, was genau Ihr Gewicht wieder ansteigen lässt.

Das müssen Sie aber nicht unbedingt. Haben Sie so enorm viel abzunehmen wie ich, dann können Sie die Diätphase auch verlängern. Hören Sie einfach auf Ihren Körper. Der wird Ihnen sagen, wann Sie aufhören sollen. Es gibt Fälle, wo die Diätphase 100 Tage oder länger durchgeführt wurde. Aber denken Sie nicht, dass es dafür einen Orden gibt. Die Diätphase ist sehr einfach und komfortabel zu bewältigen. Sie quälen sich nicht, haben nie Hunger und sind prima drauf.

Wenn Sie sich entschließen, mehrere Runden durchlaufen zu wollen, habe ich jetzt eine gute Nachricht für Sie. Da Sie, im Gegensatz zu der Spritzenkur, keine Immunität gegen homöopathisches HCG entwickeln können, können Sie jederzeit wieder frisch in eine neue Runde einsteigen. Als Beispiel: Sie machen eine 30-tägige Diätphase und stabilisieren 30 Tage, wollen aber noch mehr abnehmen: Sie können zu jeder Zeit, auch innerhalb der Stabilisierungsphase oder gleich danach, wieder mit der Diätphase beginnen, auch wenn Sie die Austestungsphase noch nicht begonnen haben oder diese gar nicht machen wollen (vorerst). Sie sind also frei zu entscheiden, wie schnell oder langsam Sie vorankommen wollen und müssen sich nicht an die Restriktionen von Dr. Simeons halten. So ist es auch möglich, die Diätphase für ein paar Tage zu unterbrechen und anschließend wieder mit der Diätkost und den Tropfen beziehungsweise den Globuli weiterzumachen.

Ist die Adipositas-Kur nur bei Fettsucht gut oder kann ich damit auch abnehmen, wenn ich als nur übergewichtig gelte?

Selbstverständlich können Sie die Kur auch durchführen, wenn Sie »nur« als übergewichtig gelten. Der Leidensdruck ist bei übergewichtigen Menschen ebenso vorhanden wie bei morbid Adipösen. Dieser ist immer subjektiv. Wenn Sie allerdings wie einer der Klitschkos aussehen, könnten Sie auch als übergewichtig gelten, haben allerdings kein abnormales Fett am Körper. Schauen Sie sich einfach Ihren Körper an und wenn Sie ringsum Fett mit den Händen fassen können, dann sind Sie ein Kandidat für diese Kur. Lesen Sie bei Dr. Simeons über die grazile Dame. Sie werden staunen.

Bildet sich die Haut zurück?

Ja, die Haut bildet sich besser zurück als mit herkömmlichen Diätmaßnahmen, da verstärkt und ausschließlich die krankhaften Fettanhäufungen abgebaut werden, die direkt unter der Haut lagern. Aber geben Sie Ihrer Haut ein wenig Zeit, besonders wenn Sie viel abzunehmen haben.

Sie können die Rückbildung der Haut aktiv unterstützen, indem Sie Ihr Bindegewebe (Elastin und Kollagen) mithilfe von OPC stärken und so die Haut glatt und elastisch halten. Was OPC ist und warum es gerade jetzt wichtig ist, erfahren Sie im Kapitel »OPC als Antioxidans (Zellschutz und Haut)«.

Wie wichtig ist die Flüssigkeitsaufnahme?

Viel zu trinken ist sehr wichtig, da Ihr Körper das Wasser dringend braucht, um seine Aufgaben erfüllen zu können. Er hat jetzt in der Diätphase ein paar wichtige zusätzliche Aufgaben. Dazu zählen unter anderem der Abtransport der aufgelösten Fettzellen und die Reinigung des Verdauungstraktes von uralten Ablagerungen. Außerdem werden über den Urin Giftstoffe ausgeschieden. Viel Trinken ist auch gut gegen aufkommende Hunger- und Leeregefühle. Trinken Sie am besten reines Wasser, Kaffee und Tee in jeder beliebigen Menge. Je höher Ihr Ausgangsgewicht ist, desto mehr sollten Sie trinken. Ich trinke täglich 5 Liter Osmosewasser und einen Liter koffeinfreien Kaffee über den Tag verteilt. Zu jedem Liter Wasser trinke ich 2 Teelöffel Salzsole in einem Glas Wasser verdünnt (siehe das Video von Peter Ferreira auf Youtube. Den Verweis finden Sie im Kapitel »Meine Erfahrungen«.

Ist Alkohol während der Diätphase erlaubt?

Ein ganz klares Nein. Sie dürfen gelegentlich Alkohol zu den Mahlzeiten in der Stabilisierungsphase trinken. Aber in Maßen. Ein Glas Wein ist erlaubt.

Ist HCG ein Hormon?

Humanes Chorion Gonadotropin oder kurz HCG ist im weiteren Sinne ein Hormon und im engeren Sinne ein Glykoprotein. Man kann nicht ganz von der Hand weisen, dass es sich um ein Hormon der Hormonklasse Proteine und Polypeptide handelt. Hierbei handelt es sich um komplizierte Eiweiße (Protein) und teilweise um Zuckerverbindungen (Glyko). In dieser Klasse befinden sich wenig fettliebende und große Moleküle, die meist gespritzt werden müssen. Andere Vertreter sind Insulin, Oxytocin oder Glukagon.

HCG wird nur während der Schwangerschaft und nur bei Frauen gebildet. Dieser Fakt ist bereits eine Unterscheidung zu »normalen« Hormonen. Die anderen beiden Hormonklassen sind Steroidhormone (Testosteron, Kortisol) sowie Amine und Abkömmlinge von Aminosäuren (Adrenalin, Thyroxin). Wenn Sie verständlicherweise Respekt vor Hormonen haben und Die Adipositas-Kur aus diesem Grund ablehnen, dann habe ich eine gute Nachricht. Es ist kein HCG mehr in den homöopathischen Tropfen und Globuli enthalten. Durch die homöopathischen Potenzierungen (Verdünnungen) ist nur noch die Information auf einer Trägersubstanz enthalten, aber kein körperliches HCG. Die Trägersubstanz kann Alkohol oder kolloidales Wasser sein.

Die Wirkung ist aber genau die gleiche wie bei echtem HCG. Schwangerschaftstests prüfen normalerweise auf HCG, das kurz nach der Empfängnis vom weiblichen Körper gebildet wird. Nehmen Sie das homöopathische HCG, schlägt ein Schwangerschaftstest nicht an – im Gegensatz zu Tests unter Gabe echten HCGs. Übrigens auch bei Männern. Es gibt auch keine negativen Begleiterscheinungen mit ansonsten bei homöopathischen Mitteln üblichen »Störfaktoren« (Antidote) wie Menthol, Kaffee oder Kampfer, die die Wirkung homöopathischer Mittel normalerweise aufheben können. Dies zur Information, falls mal ein Homöopath nachfragt ;-)

HCG hat die überlebenswichtige Aufgabe, während der Schwangerschaft das Ungeborene zu versorgen. Als nette Zugabe ist es die einzige Substanz, die dem Hypothalamus auch bei nicht schwangeren Frauen und Gott sei Dank auch bei Männern signalisiert, das abnormale Fett zu verbrennen und dann auch noch das neu erreichte Gewicht zu stabilisieren.

Gibt es Anzeichen einer Verweiblichung bei Männern oder einer Vermännlichung bei Frauen durch die Einnahme von hHCG?

Nein, das ist nicht der Fall! Es wird massiv abnormales Fett für die Nährstoffzufuhr herangezogen. Die einzige Wirkung ist die Neuformung des Körpers und die Heilung der Krankheit Adipositas.

Warum das homöopathische HCG? Was ist der Unterschied?

Homöopathisches HCG ist die Potenzierung und Verstärkung des Informationsgehalts von echtem HCG. In hHCG ist kein HCG mehr enthalten. Aber die Information für den Hypothalamus wird bewahrt. Es wirkt genauso wie echtes HCG, was den Schluss nahelegt, dass der Hypothalamus sowieso nur die Information aus dem echten HCG benötigt und dieses nicht unbedingt für den Erfolg »vor Ort« sein muss.

Der große Vorteil von hHCG ist die unkomplizierte und schmerzfreie orale Einnahme im Gegensatz zur Injektion bei echtem HCG. Außerdem kann keine Immunität gegenüber HCG aufgebaut werden, was wesentlich längere Kuren gestattet. In unserer heutigen Zeit, in der die Adipositas–Epidemie grassiert und viele Menschen immer schwerer und schwerer werden, ist es ein entscheidender Vorteil, die Kur länger durchführen zu können.

Werde ich mein Haar verlieren, wie bei Dr. Simeons gelesen?

Nein, es ist noch kein Fall vorgekommen, bei dem Menschen bei Verwendung von homöopathischem HCG ihr Haar teilweise oder ganz verloren haben. Dies ist nur teilweise mit echtem HCG passiert. Das Haar ist aber auch wieder nachgewachsen.

Warum habe ich bisher noch nichts über Die Adipositas-Kur nach Dr. Simeons erfahren?

Das ist eine gute Frage. Angenommen, Sie würden davon profitieren, dass bestimmte Merkmale wie Fettsucht und Übergewicht bei Menschen auftreten? Hätten Sie dann daran Interesse, dass sich diese Dinge ändern? Oder würde es Ihnen gefallen, wenn Sie erst diese Merkmale ursächlich produzieren und anschließend daran verdienen, dass die Menschen alles versuchen, diese schlechten Merkmale wieder loszuwerden? Natürlich dürfen diese nicht verschwinden, sonst würden Sie kein Geld mehr verdienen.

Wären alle Menschen gesund und würden sich gesund ernähren, würden einige Interessengruppen keinen Profit mehr einfahren.

Da wären auf der einen Seite die Nahrungsmittelproduzenten. Damit sind nicht unsere Bauern gemeint, die die Rohstoffe erzeugen, sondern diejenigen Industriezweige, die daraus prozessiertes Essen machen.

Mit den ursprünglichen Rohstoffen ist nicht viel zu verdienen und niemand fettleibig zu machen. Schließlich sind Übergewicht und Fettsucht ein relativ neues Problem der letzten ca. 150 Jahre mit epidemieartigen Auswüchsen in den letzten Jahrzehnten des alten und der ersten Dekade des neuen Jahrtausends.

Seit Zucker raffiniert, Mehl verfeinert, Salz seiner Mineralien und Spurenelemente beraubt und als das Gift NaCl (Kochsalz) verbreitet wird, Zucker durch Maissirup ersetzt oder durch das Nervengift Aspartam in Lightprodukten substituiert und unser Essen mit Glutamat versetzt wird, ist »was faul im Staate«. Diese Dinge machen uns krank und wirken verstörend auf den Hypothalamus und den gesamten Stoffwechsel. Mancher Mensch stopft immer mehr von diesen Sachen in sich hinein, da diese »Lebens«-Mittel produziert werden, um uns süchtig zu machen.

Hat die Nahrungsmittelindustrie ein Interesse an einer wirksamen Behandlung und Heilung der Fettsucht? Eher nicht.

Als Zweites wären hier die Pharmaindustrie und die Medizinerkaste (inklusive der Kliniken und Ärzte) zu nennen, die an den Folgeerkrankungen der Fettsuchtepidemie wie z.B. Krebs und metabolischem Syndrom Unsummen verdienen. Der Begriff Syndrom wird manchmal für eine Zusammenfassung von verschiedenen Symptomen verwendet, die manchmal ursächlich nicht wirklich einsortierbar sind.

Alles von Appetit- und Fettverdauungshemmern über klinische Diäten, Diabetes-, Schilddrüsen- und Blutdruckmedikamente bis hin zu operativen Verstümmelungen wie Fettabsaugungen, Magenverkleinerungen, Magenbändern und dergleichen ist ein beträchtlicher Profitgenerator. All diese Dinge behandeln die Symptome und greifen an den falschen Stellen an. Im Jahre 2006 sagte mir ein Professor an der Uni Erlangen, bei dem ich wegen meines Problems vorgesprochen hatte, dass man noch an der Ursache für Fettsucht forsche und dies noch etliche Jahre dauern werde.

Hat diese Gruppe ein Interesse daran, dass die Menschen gesund werden? Nein, denn wenn dem so wäre, dann würde ein beträchtlicher Teil der Gewinne für die Aktionäre entfallen. Und nur diesen sind die Konzerne verpflichtet. Sie müssen, systembedingt, Gewinne erwirtschaften.

Die nächste Gruppe sind die Anbieter von Diätprodukten (auch alternativen) und Fitnessgeräten. Würden wir uns normal bewegen und gesund ernähren und den Hypothalamus korrigiert haben, wären auch hier keine Gewinne zu erwarten.

Hat diese Gruppe Interesse an einer Zustandsänderung? Gott bewahre!

Sie sehen, niemand – außer uns selbst – hat Interesse daran, dass wir schlank und gesund sind. Daher haben Sie auch noch nichts von der HCG-Kur gegen Adipositas und Übergewicht gehört und gelesen. Wir können uns nur selber helfen, und das können wir jetzt.

Was muss ich beachten, um nach der Kur nicht wieder zuzunehmen?

Um nicht wieder zuzunehmen, ist es wichtig, dass Sie zuerst einmal die Stabilisierungsphase erfolgreich hinter sich bringen. Halten Sie Ihr Gewicht innerhalb des 1-Kilogramm-Limits nach oben und nach unten wie beschrieben. Und legen Sie gegebenenfalls einen Steaktag ein oder essen Sie mehr, wenn Sie unter dieses Limit fallen. Aber bitte: keine Stärke und keinen Zucker in dieser Phase! Um später nicht wieder zuzunehmen, ist diese Stabilisierung sehr wichtig.

Wenn Sie in die Test-Phase kommen, in der Sie Ihrer Nahrung langsam wieder Zucker und Stärke hinzufügen können, fangen Sie nicht gleich mit Fertigprodukten an, bei denen man nicht genau sagen kann, welche Gifte und Chemikalien darin enthalten sind. Vermeiden Sie Lightprodukte jeder Art, da diese anstatt Zucker meist das giftige Aspartam als Süßungsmittel oder andere dick machende Zutaten beinhalten. Lassen Sie alles weg, was

Maissirup, Glutamat oder Kochsalz (sehr schwierig, da es vielen Lebensmitteln zugesetzt ist) enthält.

Halten Sie sich an die Reihenfolge der zuzufügenden Nahrungsmittel während der Austestungsphase! Und lesen Sie bitte auch meine Erfahrungen in der erweiterten Stabilisierungsphase. Das ist wichtig bei langen Kuren und erheblichem Übergewicht. Auch die Ausführungen zur Grünen Adipositas-Kur könnten Ihr Interesse wecken.

Wie viel hHCG benötige ich, wenn ich »so und so viel« abnehmen will?

Unabhängig davon, wie viel Sie geschlechtsspezifisch abnehmen können oder wollen, brauchen Sie für eine 40-Tage-Kur eine 20 ml-Flasche HCG Komplex der Salvator Apotheke und für eine 80 Tage-Kur entweder zwei usw.

Wie alt muss man sein, um Die Adipositas-Kur durchführen zu können?

Dr. Simeons hat in Indien »fette Jungs« erfolgreich behandelt. Er schreibt, dass es Jugendliche oder Teenager waren. Meine Annahme ist somit, dass man ab 13 Jahren so eine Kur machen kann. Es ist aber nicht auszuschließen, dass es auch bei Kindern funktioniert. Dies muss aber unbedingt mit einem Arzt abgesprochen werden. Siehe auch das Kapitel »Die Adipositas-Kur bei Kindern und Jugendlichen«.

Ist Die Adipositas-Kur ein Betrug?

Nein, Die Adipositas-Kur ist kein Betrug. Allerdings muss man wissen, dass es viele schwarze Schafe bei der Produktion und dem Verkauf von homöopathischem HCG gibt. Manche angebotenen Produkte sind nutzlos, da sie nicht auf Basis von potenziertem HCG hergestellt wurden und daher nicht wirken können. Das von der Salvator Apotheke angebotene Produkt ist aber getestet und eines der wirksamsten Mittel, das auch in Deutschland erhältlich ist.

Von der etablierten Pharmaindustrie wird HCG die Wirksamkeit bei der Bekämpfung von Übergewicht und Adipositas abgesprochen. Man behauptet, dass es nicht besser helfen würde als ein Placebo. Genauso argumentiert die amerikanische **Food and Drug Administration**, die für die Überwachung von Nahrungsmitteln und Medikamenten zuständig ist. Aber dies sind alles Schutzbehauptungen und absolut nicht wahr.

HCG ist kein Placebo und es ist wirksam. **Sonst hätte ich zum Beispiel unbändigen Hunger gehabt, was nicht der Fall war. Bei nur 500 bis 700 Kalorien ohne HCG wäre dies**

nicht ungewöhnlich. Ich hätte die Kur schon lange vorher abgebrochen. Dies wurde von unzähligen Menschen und in wissenschaftlichen Studien bestätigt:

Link auf Englisch: http://goo.gl/60sfyl
Erfolge auf Deutsch im Ketario.de-Forum Link: http://goo.gl/mpLb5p
hHCG Erfolgsgeschichten auf Englisch Link: http://goo.gl/ORKFhd

Müssen Frauen etwas wegen der Periode beachten?

In den Yahoo-HCG-Groups wird geschrieben, dass die Kur mit hHCG auch während der Menstruation durchgeführt werden kann. Nur an starken Perioden-Tagen sollten Sie mit der Einnahme pausieren. Ansonsten halten Sie sich bitte an die Empfehlungen, die Dr. Simeons in seinem Werk gegeben hat. Siehe Dr. Simeons Hinweise in Teil II.

Was mache ich, wenn ich ein paar Tage nicht abnehme?

Am besten machen Sie gar nichts und führen Ihre Diät mit hHCG einfach fort. Sie können aber schauen, ob Sie nicht vielleicht einen Fehler in der Diät gemacht haben. Haben Sie zu viel Protein gegessen? Vielleicht mehr als ein Grissino auf einmal? Sind Sie über die 700-Kaloriengrenze gekommen? Haben Sie zu wenig getrunken? Haben Sie sich zu viel Bewegung zugemutet? Oder haben Sie vielleicht ein früheres Gewicht, das Sie einmal für lange Zeit gehalten haben, erreicht? All das kann dazu führen, dass Sie für ein paar Tage nicht abnehmen. Sie können einen Apfeltag einlegen oder Sie machen einfach gar nichts und führen die Diät korrekt weiter. Früher oder später geht das Gewicht weiter herunter.

Wie werde ich mich in der Diätphase fühlen?

Sie werden sich großartig fühlen, fast keinen Hunger haben, kein Unwohlsein verspüren und topfit sein oder es mit jedem verlorenen Kilogramm werden. Sie werden motiviert sein weiterzumachen, weil Sie keine Beschwerden haben und Sie sie stattdessen Schritt für Schritt loswerden. Die ersten Tage der Umstellung auf hHCG und die 700-Kaloriendiät könnten ein wenig hart erscheinen. Aber das geht vorbei und Sie werden sehr angenehm, sicher und dauerhaft von Ihrem Übergewicht oder von der schweren Erkrankung Adipositas befreit werden. Aufkommenden Hunger überstehen Sie ganz einfach, indem Sie die Hinweise zu L-Glutamin beachten.

Was mache ich, wenn ich Medikamente nehmen muss?

Wenn Sie Medikamente einnehmen müssen, sprechen Sie dies am besten mit Ihrem Hausarzt ab. Der weiß am besten, wie Sie eingestellt sind und kann Ihre Werte checken. Gehen Sie nach ein paar Tagen oder Wochen wieder hin und sagen Sie ihm, dass Sie wissen möchten, ob aufgrund des neuen Gewichtsniveaus eine Anpassung der Dosis vorgenommen werden sollte. Lassen Sie sich ganz bewusst von ihm begleiten. Dann sind Sie auf der sicheren Seite. Bitte keine Alleingänge, die gefährlich für Ihre Gesundheit sein könnten!

Ist Die Adipositas-Kur nicht viel zu kompliziert und schwer durchzuführen?

Nein! Sie werden sehen, dass es die am einfachsten durchzuführende Diät ist, die Sie je gemacht haben. Am Anfang braucht es nur ein wenig Eingewöhnung in die neuen Abläufe. Dann stellt sich Routine ein. Sie werden zeitweise denken, dass Sie gar nicht »auf Diät« sind. Außerdem wird es die definitiv letzte Diät Ihres Lebens sein!

Kann ich Die Adipositas-Kur auch durchführen, wenn ich Vegetarier bin?

Dr. Simeons hat die Kur eigentlich nicht auf Vegetarier zugeschnitten. Menschen, die kein Fleisch essen wollen, aus welchen Gründen auch immer, können ihr Protein aber aus folgenden Quellen nehmen:

Hüttenkäse, Magerquark, 0,1-%igen Joghurt, Harzer Käse (Stangenkäse), Eier, Tofu

Mein zweites Buch handelt von einer roh veganen Variante der Adipositas-Kur. Es heißt *Die Grüne Adipositas-Kur* und bezieht sich auf Rohkost, Grüne Smoothies und HCG. Informationen finden Sie unter http://www.Die-Gruene-Adipositas-Kur.de oder im Buch in den Literaturempfehlungen.

Nehmen Sie von den angegebenen Proteinquellen 100 bis 120 g. Schauen Sie auch in die Exceltabelle (siehe Kapitel »Die Diätphase«) und auf die Verpackung wegen der Kalorienangaben. Wählen Sie, wo es möglich ist, die fettärmste Variante.

Ist Rauchen o.k.?

Obwohl Rauchen schädlich für die Lunge und die Bronchien ist, ist dem grundsätzlich in Bezug auf Die Adipositas-Kur nichts entgegenzustellen. Ich rauche selber aber seit einiger Zeit elektrisch.

Bringt es etwas, wenn ich nur biologisch erzeugtes Protein, organisches Gemüse und Früchte verzehre?

Es ist zwar ratsam, Bio-Produkte mit in seine Ernährung aufzunehmen, aber für den Erfolg der Kur sind diese nicht zwingend erforderlich.

Eine Bitte habe ich an Sie:
Bevor Sie mich anrufen, mir auf Facebook oder eine E-Mail schreiben. **Lesen Sie das Buch!** Ich bekomme häufig Anfragen zu Punkten, die schon im Buch geklärt wurden. Nur nehmen sich heutzutage immer weniger Menschen die Zeit, die Lektüre aufmerksam zu studieren. Besonders häufig kommt diese Frage:

»Ich habe jetzt seit X Tagen nicht abgenommen. Was mache ich falsch?«
Meine Antwort: Wahrscheinlich gar nichts, denn Stagnationsphasen gehören zur Adipositas-Kur einfach dazu!
Wenn Sie aber wirklich nicht weiterwissen und auch im Buch nichts zu Ihrem Problem gefunden haben, dann zögern Sie nicht, mich zu kontaktieren.

Meine Erfahrungen

Eigenartigerweise war ich als Kindergartenkind eher schlank. Als ich in die Schule kam, hat die Gewichtszunahme langsam begonnen. Man schob es darauf, dass ich mich zu wenig bewege und zu viel esse. Allerdings war das bei anderen Kindern auch nicht anders, und die blieben schlank. **Ungeklärte Ursache** sozusagen. Meine Mutter hat mit mir die damals populäre Punktediät gemacht. Das war meine erste Diäterfahrung. Die Punktediät basierte, wie ich heute weiß, auf der Vermeidung von Kohlenhydraten, da diese die höheren Punktzahlen hatten. Ein Würstchen hatte zum Beispiel einen Punkt. Man würde heute sagen, es war »Low Carb« oder »Atkins«. Damals war diese Diät aber zeitlich begrenzt und danach habe ich wieder normal gegessen – und langsam wieder zugenommen.

Später sollte ich die Atkinsdiät noch einmal machen. Diesmal aber dauerhaft.

Nach heutiger Erkenntnis hatte ich damals eine milde Störung des Hypothalamus. Aber es sollte noch schlimmer kommen.

In der Schule galt ich immer als der Dicke und war Hänseleien ausgesetzt, die einem Kind schon zu schaffen machen können. Ich war eher introvertiert. Aber auch das sollte sich ändern.

Als ich ins Internat kam, habe ich mir angewöhnt, joggen zu gehen. Ich habe jeden Tag meine 8 bis 10 km geschafft und habe die Bewegung dann auch irgendwann gebraucht. Zum Frühstück habe ich Haferflocken mit Milch und Zucker gegessen – ansonsten habe ich relativ normal gegessen. Ich fand mich auch relativ fit, war aber trotzdem nicht so in Topform, wie es andere waren.

Nach dem Abitur habe ich meine spätere Freundin kennengelernt. Wir bekamen in Rekordtempo Nachwuchs und in Rekordtempo ging auch die Beziehung in die Brüche. Ab diesem einschneidenden Ereignis, das gleichzeitig eine Trennung von meiner kleinen Tochter bedeutete, bekam mein Gewicht wieder einen Schub nach oben. Die Trennung hat mich sehr belastet und ich habe sie als Ursache für den plötzlichen Gewichtssprung nach oben gesehen und verantwortlich gemacht. Ergo: **Psychische Probleme** als Grund für die Gewichtszunahme.

In der Lehre zum Wirtschaftsassistenten für Informatik habe ich mit dem Badmintonspielen begonnen. Das hat mir sehr viel Spaß gemacht, aber ich war für meine Vereinskameraden oft ein leichter Gegner. Zu Beginn meines BWL-Studiums bin ich in den Studenten-Badmintonverein der Fachhochschule eingetreten. Ich habe also gleichzeitig in zwei Vereinen gespielt. Durch den Sport bin ich beweglicher geworden, konnte aber mein Gewicht nicht wesentlich verringern, was mir gewisse Nachteile beim Spiel brachte.

Ich bin dann auf die glorreiche Idee gekommen, meine Gewichtsprobleme durch exzessives Fasten unter Kontrolle zu bringen. Da ich es richtig machen wollte, habe ich gleich – wie Gandhi – 40 Tage in den Semesterferien gefastet. Das hat auch gut was gebracht. Ich konnte mich von 114 Kilogramm auf unter 90 Kilogramm – nein, nicht runterhungern, denn ich hatte keinen Hunger und war super drauf. Mein Badmintonspiel verbesserte sich zusehends und ich wurde mehrere Male Meister im Einzel und Doppel. Das folgende Semester war gigantisch und ich fühlte mich sauwohl. Bis, ja bis ich langsam aber stetig wieder zunahm und mein Anfangsgewicht um 10 Kilogramm überschritten hatte.

»Aber das ist ja alles kein Problem!«, so dachte ich. »Du kannst ja wieder fasten.« Was ich dann auch ein Jahr später machte. Diesmal waren es schon 60 Tage und ich erreichte wieder meine 90 Kilogramm. Sie ahnen es schon, oder? Nach Jahresfrist hatte ich 20 kg mehr auf den Rippen, lag also schon bei 144 Kilogramm. In meinem Wahn habe ich ein drittes und ein viertes Mal gefastet, sodass ich schließlich bei ca. 160 + Kilogramm landete.

So langsam konnte keine meiner Waagen mehr mein Gewicht anzeigen. Und als Krönung habe ich weiter stetig zugenommen. Als ich einen letzten Fastenversuch startete, habe ich kein Gramm mehr abgenommen, obwohl ich nichts gegessen habe. Diese Fastenkur habe ich schnell entnervt abgebrochen. Ich hatte auch keine Lust mehr zu hungern, denn es gab wirklich nur noch Hunger. Kein Eu-Gefühl mehr. Nur noch Kampf.

Mein Stoffwechsel und mein Hypothalamus waren jetzt so gestört, dass mein Körper nichts mehr hergeben wollte. Dafür waren alle Schleusen nach oben geöffnet worden. Bei der geringsten Nahrungsaufnahme habe ich zugenommen. Das ist wahrscheinlich ein Überlebensmechanismus der Natur. So viele Hungersnöte in so kurzer Zeit, da musste vonseiten des Körpers etwas geschehen. Logisch. Diese Erkenntnis kam mir aber erst, als es zu spät war.

Grund für die Gewichtszunahme war mangelndes Wissen und dadurch (Zer)störung des Stoffwechsels (sowie des Hypothalamus – was ich damals noch nicht wusste) durch extremes Fasten.

Damit war die Falle zugeschnappt. Das ist aber noch nicht das Ende der Geschichte. Nach einem fürchterlichen Schock, ausgelöst durch einen unerwarteten Konflikt in der Familie, hat sich mein Gewicht bis auf ein Maximum von über 190 Kilogramm hochgeschraubt. Dann war aber Schluss. Höher ging es nicht. Aber glauben Sie mir: Das reichte auch.

Finalgrund der exorbitanten Gewichtsexplosion: seelischer Schock

In dieser Situation begannen meine psychischen Probleme. Ich hatte Depressionen, keine Kraft mehr für irgendetwas, war resigniert und es kam zu Alkoholmissbrauch usw. Ich war für mehrere Jahre schachmatt gesetzt, auch durch berufliche Rückschläge. Mein Leben spielte sich nur noch innerhalb meiner vier Wände ab. Allerdings war ich nicht allein. Ich lebte mit meiner Dauerverlobten zusammen, die ich in einer schlanken Phase beim Studium kennengelernt hatte. Sexuell lief es damals auch nicht mehr so gut – wer kann es ihr verdenken?

Durch meine körperliche Inaktivität hatte ich Zeit und Muße, meine Recherchen im Internet zu beginnen. Ich wollte unbedingt eine Lösung für mein Problem finden. Die Lösung hatte ich dann auch vermeintlich gefunden: Ich entdeckte die Atkinsdiät für mich, meldete mich in einem Forum an, las Bücher und begann schließlich die Diät.

Meinem Naturell entsprechend habe ich lange Zeit nach Phase 1 der Atkinsdiät gelebt. Das heißt viel Fleisch, keine Früchte, wenig Gemüse. Das hat mir auch ganz gut gefallen. In der Zeit habe ich auch angefangen, viel zu wandern und Fahrrad zu fahren. Ich war täglich »auf der Piste«. Zwei bis drei Stunden tägliche Bewegung und die strikte genussvolle Ernährungsweise haben mir einen guten Gewichtsverlust beschert. Ich war »gut drauf«.

Allerdings habe ich mir selber vorgemacht, dass ich sehr viel Gewicht verloren habe. Tatsächlich waren es aber »nur« ca. 30 bis 40 kg. Wenn man das Ausgangsgewicht betrachtet, war ich immer noch stark übergewichtig. Diese Lebensweise hielt ich bis 2006 durch. Im Jahr 2006 wurde unser Sohn geboren. Ich habe mich in den ersten Jahren tagsüber um ihn gekümmert, da seine Mutter arbeiten war.

Ich war mittlerweile selbstständig und hatte so die Zeit für die Betreuung des Kleinen. Was dabei aber zu kurz kam, war die Bewegung. Wir sind zwar täglich zwei Stunden mit dem Kinderwagen unterwegs gewesen, aber der Trainingseffekt war weg. Ich hatte mich trotzdem weiter nach Atkins ernährt, jedoch nahm ich stetig weiter zu und hatte ungefähr 2008 wieder mein »Kampfgewicht« von 190 Kilogramm.

Erschwerend kam noch hinzu, dass ich mich langsam ausschleichend nicht mehr strikt nach Atkins ernährte, weil ich das tägliche Fleisch einfach nicht mehr sehen konnte. So kamen dann wieder vermehrt Kohlenhydrate zum Einsatz, die das ihrige zur erneuten Explosion des Gewichts beitrugen. Heute weiß ich, dass der Hypothalamus einfach den Set-Point nicht verändert hatte und diesen früher oder später wieder erreicht haben möchte. »Experiment Atkins nicht erfolgreich beendet.«

Meine Depressionen kehrten zurück. Ich hatte keinen Mut mehr. »Was soll denn jetzt noch helfen?« Ich begann erneut zu recherchieren. Hier die illustre Odyssee, die mich viel Geld gekostet hat und nichts gebracht hat:

Bitte legen Sie mich nicht auf die chronologisch korrekte Abfolge fest. Aber ich habe all dies probiert. Alles in allem hat aber nichts davon funktioniert. Das heißt jedoch nicht, dass es nicht bei einigen trotzdem funktionieren kann. Nur bei mir eben nicht.

Meine Trainingsgerätesammlung

Im Laufe der Jahre habe ich mir eine große Sammlung an Trainingsgeräten zugelegt, die alle mehr oder minder ein einsames und längst nicht mehr beachtetes Dasein fristen. Das waren unter anderem: Powerman 3 der Koelbel Trainingsforschung, diverse Bauchtrainer, den Gym-Form Vibromax, das Total Gym 1000, Airwalker, Stepper, den Ab-Twister und so weiter und so fort. Keines dieser Geräte hat auch nur den geringsten Einfluss auf den Hypothalamus und dessen Störung. Kein Wunder, dass nichts geholfen hat.

Ohrakupunktur

Eine Freundin hat mich auf einen Menschen aufmerksam gemacht, der heute als Betrüger überführt ist. Er bot gegen verschiedene Krankheiten und horrendes Honorar Permanent-Akupunkturnadeln an, die er selber ins Ohr gedrückt hat. Das hat höllisch wehgetan und genützt hat es nichts. Wenigstens habe ich diese immer noch in den Ohrläppchen, als Warnung vor solchen Leuten.

Geplante Fettabsaugungen und Straffungen

Mehrmals habe ich Ärzte in der Schweiz und in Tschechien besucht, um die Möglichkeit einer Fettabsaugung durchzusprechen. Ich war auch schon direkt zu OP-Terminen hingereist, jedenfalls nach Tschechien, bin aber jedes Mal wieder abgereist – einmal, weil ich selber »Schiss« bekommen habe, das andere Mal, weil mich ein betrunkener Arzt abends im Hotelzimmer untersuchte und mit mir die OP für den nächsten Tag besprechen wollte. Da habe ich dankend abgelehnt und bin wieder nach Hause gefahren. OPs sind mir zu gefährlich. Jedenfalls im benachbarten Billigausland. Andere haben vielleicht positive Erfahrungen gemacht. Ich für meinen Teil lasse nur noch im Notfall an mir herumschnippeln.

Nachtrag: Da meine Brust durch das massive Übergewicht leider zu gedehnt war, hatte ich mich dann doch entschlossen, eine Straffung durchführen zu lassen. Alles andere hat sich aber zufriedenstellend zurückgebildet.

»Ursache« Psyche

Die Jon Gabriel-Methode

Jon Gabriel war lange Zeit mein Held. Er hat es geschafft, durch Suggestionen und der Änderung der Ernährung in verschiedenen Punkten seinen Körper dazu zu bringen, dass er schlank werden und bleiben wollte. Über mehrere Jahre hat er sich quasi halbiert. Seine Haut hat sich so weit zurückgebildet, dass man nicht mehr sehen kann, dass er jemals dick gewesen ist. Er war auch schon sehr nah dran – an der Ursache. Sein Ansatz besagt, dass der Körper gerne fettleibiger werden und bleiben möchte, um sich vor Kälte und Hunger zu schützen. Diese Einstellung passiert im Hypothalamus und wir können sie verändern, wenn wir uns die CD von Jon Gabriel anhören, uns unseren idealen Körper vorstellen und bestimmte Nahrungsmittel in die Ernährung aufnehmen.

So sehr mich seine Geschichte beeindruckt hat, bei mir hat es nicht geklappt. Ich weiß nicht, ob ich zu dumm dafür war oder was der Grund war, jedenfalls wollte es nicht klappen. Seine CD hatte ich für mich sogar auf Deutsch übersetzt und vertont und über Wochen angehört. Nichts. Und damit bin ich nicht der Einzige. Ich habe mich auch in einem Gabriel-Forum angemeldet, und dort gibt es etliche, die keine Erfolge damit erzielt haben. Von HCG hatte man dort übrigens noch nie etwas gehört.

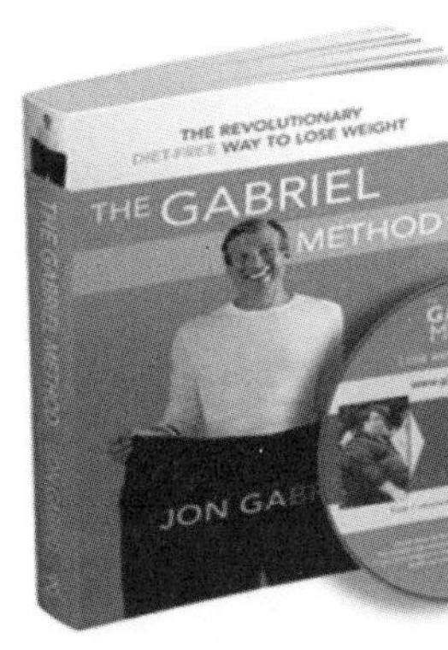

Andreas Winter oder Abnehmen ist leichter als zunehmen

Herrn Winters Buch hat mich schon fasziniert. Seine Annahme ist, dass es Angst ist, die uns dick bleiben lässt, und wenn man die Gründe für seine Angst kennen würde, dann nähme man automatisch ab. Außerdem solle man sich von falschen Glaubenssätzen, warum man dick ist und falschen Beweggründen zu essen, trennen. Übergewicht habe auch Vorteile. Wenn man dies alles erkennen würde, so wäre Abnehmen ein Kinderspiel.

Eine CD liegt auch bei. Schön und gut. Ich habe es ausprobiert und sogar ein Privatcoaching in seinem Institut in Iserlohn besucht. Es gab ein einstündiges Vorgespräch und danach eine Hypnosesitzung, die die Blockaden lösen sollte. Kurz gesagt, es hat nicht funktioniert, und mir wurde in der Nachbesprechung von Herrn Winter gesagt, dass ich eine Gewichtsabnahme verhindere, da ich trotzig sei oder eine Trotzangst habe.

Herr Winter, Sie haben recht. Abnehmen ist einfacher als Zunehmen. Allerdings muss man dazu die wirkliche Ursache kennen und diese behandeln. Dann flutscht es nur so.

Geplante Psychotherapie

Wenn gar nichts mehr funktioniert, könnte man schon annehmen, dass mit einem wirklich etwas nicht stimmt. Und zwar mental oder psychisch. So habe ich in Erwägung gezogen, eine Psychotherapie zu machen. In diesem Fall hat mir aber meine Scheu vor Menschen und der Aufwand, den man betreiben muss, sich so etwas verschreiben zu lassen, geholfen, davon Abstand zu nehmen. Hätte ja ohnehin nichts genützt. Wie hätte der Psychotherapeut den Hypothalamus einstellen können?

»Ursache« Stoffwechsel und Allergien

NAET

NAET steht für Nambudripad´s Allergy Elimination Technique, entwickelt von einer indischstämmigen Amerikanerin, die verspricht, dass man alle möglichen Allergien durch Beklopfung der Wirbelsäule loswerden könne. »Gott sei Dank« hatte ich in meiner Stadt jemanden gefunden, der sich darauf spezialisiert hatte. Die Überlegung, die dem zugrunde lag, war meine Einbildung, dass ich auf viele Nahrungsmittel allergisch reagiere und dass dies die Ursache für meine Fettsucht sei. Um diese Nährstoffe nicht vermeiden zu müssen, wollte ich mich dagegen immun machen lassen. Das hat mich ein halbes Jahr und 1500 Euro gekostet und gebracht hat es leider nichts.

Diuretika

Von Mitteln zum verstärkten Wasserlassen für einen Gewichtsverlust kann ich jedem nur abraten. Es bringt nichts und kann zudem gefährlich werden. Mein Beweggrund, diese zu versuchen, war meine Vorstellung, ich leide an einer Wasserretention, ausgelöst durch eine Fehlfunktion der Nieren. Um die Nieren nicht zu belasten, habe ich ein pflanzliches Mittel genommen mit dem Namen Asparagus-P. Gut, es hat nichts geschadet, aber auch nichts genützt.

Wasser und Salz

Nachdem ich den Vortrag von Peter Ferreira bei Youtube gesehen hatte, war ich wie elektrisiert. Reines belebtes Wasser und gesundes Himalayasalz sollten doch jetzt endlich den Durchbruch bringen. Ich kann sagen, dass ich jetzt nach drei Jahren nicht mehr auf mein Wasser und das Salz verzichten möchte, aber einen unmittelbaren Einfluss auf mein Gewicht hat es nicht gehabt. Sicher aber einen mittelbaren. Trotzdem möchte ich den Vortrag jedem ans Herz legen:

Peter Ferreiras Vortrag zu Wasser und Salz: http://goo.gl/JQtI60

»Ursache« Bauchfett

Bittere Kräuter/Urbittere Kräuter

Dann gab es eine Zeit, in der ich die Ursache meiner Probleme im Viszeralfett gesucht habe und dies nicht als Symptom, sondern eben als Ursache angesehen habe. Das ist zu einem kleinen Teil auch richtig. Das Bauchfett um die inneren Organe, nicht das sichtbare Fett unter der Haut, ist zu einem eigenständigen Organ geworden, das dafür verantwortlich ist, dass man nur noch sehr schwer oder gar nicht mehr abnehmen kann. Es ist auch ursächlich für Entzündungen im Körper und wird dadurch zum aktiven Störfaktor. Um dieses zu bekämpfen, bin ich dann auf bittere Kräuter gestoßen und habe mir welche besorgt. Leider haben diese auch keinerlei Effekt gehabt.

Cordyceps

In einem Blog im englischsprachigen Internet bin ich dann auf Cordyceps, einen Heilpilz, gestoßen, mit dem eine Frau Erfolge erzielt hatte, ihr Viszeralfett loszuwerden. Gelesen, gekauft und eingenommen. Und nichts gebracht. Was tut man nicht alles, wenn man verzweifelt ist und leidet wie ein Hund.

Ultraschallkavitation und Radiofrequenzen

Die nächste Stufe der »Evolution« war dann die Anwendung von Ultraschallkavitation zum Platzenlassen der Fettzellen und die Erhitzung der gelösten Fettzellen durch Radiofrequenzen. Ich habe mir die Gerätschaften günstig bei chinesischen Herstellern gekauft und diese ein Jahr zu Hause konsequent angewendet – mit dem Ergebnis, dass ich ein bisschen an der äußeren Kontur gefeilt habe, aber kein Gramm Gewicht dabei verloren habe. Ich war aber der irrigen Annahme, dass ich abnehme. Gewogen habe ich mich die ganze Zeit nicht, habe es aber marginal an der Kleidung gespürt. Wenn man aber ein so großes abnormales Fettdepot hat, ist das nur Kinderkram.

Schmauen

Gleichzeitig bin ich dann auf das »Schmauen« gekommen. Schmauen ist ein von Schauspieler und Ernährungscoach Jürgen Schilling geschaffenes Kunstwort aus den Begriffen Schmecken und Kauen. Ich war von der Logik überzeugt, da man durch das intensive Ausschmecken der Speisen insgesamt weniger zu sich nimmt. Außerdem hat man noch ein befriedigendes und sattes Gefühl mit relativ wenig Nahrung. Allerdings ging auch dieses nicht an die Ursache der Fettsucht und war für mich eher ein Reinfall, da ich kein Gewicht abgenommen habe. Auch das zusätzlich empfohlene Zimt hat nichts gebracht außer Kosten. Wie sollte das auch gehen, denn es war ein Löffel und kein Messer. Und alles, was wir brauchen, ist eben unser Messer.

Das war jetzt eine kleine Zusammenstellung dessen, was ich in den letzten Jahren probiert habe. Und bei Weitem noch nicht alles. Nehmen Sie noch Radionik, Hypnose zum Abnehmen, das Abenteuer Timeline, die Sedona-Methode, andere Psychopraktiken gegen Übergewicht etc. p.p. hinzu, dann ist auch dies nur ein Bruchteil dessen, was ich ausprobiert habe.

Es war aber alles eher ein blindes Durchlaufen eines undurchdringlichen Dschungels. Oder auch erlernte Hilflosigkeit!

Ich bin mir aber im Klaren darüber, dass ich ein besonders schwerer Fall für all diese Kuren und Methoden war. Sie konnten »mich« nicht knacken. Für andere mögen sie womöglich Erfolge gebracht haben oder bringen. Nur kann ich mir nicht vorstellen, dass im Falle einer erheblichen Störung des Hypothalamus noch irgendwas helfen kann. Auf jeden Fall sollte man auch von Magenverkleinerungen, Magenverlegungen, Magenballons und neuerdings sogar Magenschrittmachern etc. die Finger lassen. Es ist einfach der falsche Platz, um das Messer anzulegen und mit hohen Risiken verbunden.

Was ich nicht weiter probiert habe, waren Diäten aller Art (außer Atkins) und Sport, da diese nichts bringen. Sobald man eines davon beendet, geht der Kreislauf von vorn los. Zuletzt habe ich es im Grunde extra darauf angelegt, so dick zu bleiben, damit ich nicht die Motivation verliere, dieses Messer zu finden. Es musste irgendwo da draußen sein. Dessen war ich mir zwar nicht immer sicher, aber die Hoffnung habe ich nie aufgegeben. Und die zielstrebige Suche hat mich letztlich auf die geniale Entdeckung des Dr. Simeons gebracht. Aber lassen wir den Meister doch »post mortem« selber zu Wort kommen (siehe Teil II).

Mit diesem Büchlein halten Sie jetzt das Werkzeug in der Hand, mit dem Sie Ihre Gewichtsprobleme spielerisch, spielend und endgültig in den Griff bekommen werden. Nur tun müssen Sie es selber. Es lohnt sich.

Erfahrungsberichte

»Im Juni durfte ich die DAK kennenlernen und war sofort begeistert! Endlich mal eine Diät, bei der ich mich nicht mit Sport quälen musste.

Bis heute (14.11.2011; Beginn der Kur am 28.07.2011) habe ich insgesamt 21,4 kg an Gewicht verloren. Mein Bauchumfang ist um 24 cm zurückgegangen, meine Oberschenkel um jeweils 15 cm im Umfang geschrumpft. Der Po-Umfang ist um 14 cm zurückgegangen. Innerhalb dieses Zeitraumes bin ich um 2 Kleidergrößen geschrumpft. Es fühlt sich so gut an, so erschlankt durchs Leben zu gehen. Und mein Selbstbewusstsein ist auch gestiegen.

Ich bin sehr froh, dass ich diese Art der Diät kennenlernen durfte und sie durchgeführt habe. Und da ich gewichtstechnisch noch nicht mein Ziel erreicht habe, werde ich nach einer kurzen Unterbrechung wieder eine neue Runde beginnen, um die restlichen Kilos zum Schmelzen zu bringen.«

Mapoleefin (Pascale) aus dem Forum www.Ketario.de

»Ich habe 7 Jahre lang vergeblich versucht, meine Schwangerschaftspfunde loszuwerden. Nach 6 Wochen DAK ist das Thema jetzt Geschichte. Ich habe 9,4 Kilo abgenommen und trage Hosengröße 38. Die hatte ich selbst vor der Gewichtszunahme nicht. Mit DAK habe ich genau an den richtigen Stellen abgenommen. Und das ohne zu hungern!«

Barbie67 (Katrin) aus dem Forum www.Ketario.de

»Seit 2002 ernähre ich mich Low Carb und habe nach anfänglicher Abnahme von 4 Kilo jahrelang mein Gewicht bei 73 Kilo gehalten. Als Diabetikerin war mir mein Blutzucker wichtiger. Der Nüchternzucker wurde zunehmend zum Problem, auch mit einer höheren Dosis Metformin am Abend.

DAK wurde 2 x 3 Wochen lang mit anschließender Stabilisation probiert. Ergebnis: Insgesamt 6 Kilo haben sich dauerhaft verabschiedet (= 66,5) und mein Blutzucker ist im Normalbereich – ohne Tabletten! Mit 64 Jahren möchte ich es langsam angehen, damit die Haut auch ›nachkommt‹, vielleicht kommt im neuen Jahr noch eine Runde dazu.«

Redschnecke (Jutta) aus dem Forum www.Ketario.de

»Eigentlich hatte ich mit 58 Jahren schon aufgegeben und war der Meinung, in meinem Alter nie mehr schlank zu werden. Mit allen Diäten hatte ich schon erfolglos versucht, mein Gewicht zu reduzieren. Der Jojo-Effekt hat jede Anstrengung zunichte gemacht.

Durch DAK habe ich erfolgreich 17 kg abgespeckt, und das auch noch an den Problemzonen, und trage statt Gr. 46–48 nun zwischen 38–40, es ist auch das eine oder andere 36-er Teil dabei. Ich kann gar nicht beschreiben, wie glücklich ich bin. Danke Matze, dass Du uns mit DAK bekannt gemacht hast.

Für 2012 habe ich eine 3. Runde geplant, um auf mein Wunschgewicht zu kommen und ich habe keine Bedenken, dass es nicht zu schaffen wäre. Zurzeit bin ich in der Austestungsphase und es geht mir prächtig.«

Maria aus dem Forum www.Ketario.de

»Mit 65 Jahren, 2 Knie-OPs, Sport und ständiger Diät habe ich es auf 107 kg bei einer Größe von 1,75 gebracht. Ich war verzweifelt, weil ich keinen Ausweg aus dieser vermeintlichen Einbahnstraße wusste. Dann habe ich DAK kennengelernt und ab 7. Juli genauestens angewandt. Nach fast 3 Monaten habe ich 20 kg verloren und bin jetzt in der Stabilitätsphase. Für die letzten 10 kg gibts noch im Jänner eine Runde.«

Johnny (Elisabeth) aus dem Forum www.Ketario.de

»Durch meine Lebensumstände und zwei Schwangerschaften habe ich mich bei einer Größe von 1,72 m auf max. 136 kg beschweren lassen. Mithilfe einer anderen Ernährungsumstellung (Metabolic Balance) habe ich dann bis auf ca. 80 kg abgenommen; danach ging nichts mehr und ich nahm etappenweise wieder 19 kg zu. Durch das Forum, in dem ich aktiv bin, erfuhr ich von einer meiner Mitstreiterinnen von DAK. Da ich medizinisch versiert bin, leuchtete mir Dr. Simeons' Protokoll sofort ein. Ich hielt mich streng (bis auf wenige Ausnahmen) an seine Ausführungen. Das Ergebnis ist hervorragend. Ich hatte wirklich keinen Hunger und keine Gelüste und verspürte nur Zufriedenheit, denn die Gewichtsabnahme war schnell und gleichmäßig. Das war für mich sehr wichtig, da ich mit MB nicht mehr unter 90 kg kam. Jetzt habe ich nach 14 Wochen schon 20 kg abgenommen, ohne mich irgendwie zu quälen. Auch Feiern und Auswärtsessen waren eingeplant.

Weitere 10 kg sollen nun noch bis zu meinem Ziel folgen und ich bin zuversichtlich, dass ich auch diese verlieren werde.«

VelvetRose aus dem Forum www.Ketario.de

»Auch ich hatte mit meinen 52 Jahren nicht mehr dran geglaubt, ohne chirurgischen Eingriff nochmal Normalgewicht zu bekommen. Mehrere Operationen, Arbeitslosigkeit und

Krankheiten sowie wirkungslose Medikamenteneinnahmen haben mein Gewicht auf einen Höchststand von 140,5 kg (bei einer Größe von 172 cm) ansteigen lassen. Eine verunglückte Hüft-OP ließ mir nur einen begrenzten Bewegungsradius zu. Nachdem mir niemand wirklich helfen konnte, begann ich, mit einer mengenreduzierten Mischkost mein Gewicht zu reduzieren.

Dies klappte insoweit, dass ich in 10 Monaten 6,3 kg abnahm. Dann stieß ich durch Zufall auf die DAK und die Forschungen des Dr. Simeons. Nachdem ich (von Natur aus sehr skeptisch) mich auf verschiedenen Seiten vergewisserte, dass es sich hier nicht um eine neue Werbestrategie handelt, konnte ich gar nicht schnell genug meine Bestellung aufgeben.

Mittlerweile sind bei mir 4 Wochen Kur vorbei und ich habe in der Zeit, ohne jeglichen Hunger oder Gelüsten nachgeben zu müssen, schon 12,2 kg abgenommen. Es ist fantastisch zusehen zu können, wie sich der Körper neu formt. Mittlerweile brauche ich nur noch eine Unterarmstütze, ich gehe wieder mit dem Hund in den Wald und die Treppe komme ich sogar wieder freihändig hinauf!

Diese Kur ist ein Segen, weil ich sehen kann, wie wirklich nur das krankhafte Fett verschwindet.«

Tänzerin9 (Silvia) aus dem Forum www.Ketario.de

»Seit fast 40 Jahren (schon als Kind wurde ich zum Abnehmen ›verschickt‹) bin ich fast ständig auf Diät bzw. mache eine Nahrungsumstellung.

WW (mehrmals), Atkins, LC, Brigitte-Diät, Metabolic, FDH, Low Fat, Magenballon, Magenband – you name it, I tried it ... Habe meistens damit abgenommen, aber wenn sich dann nach einer Weile nichts mehr tat, habe ich aufgegeben. Ich war schon so verzweifelt, dass ich an eine Magen-Bypass-Operation gedacht hatte.

Nun mache ich seit fast 150 Tagen die Adipositas-Kur. Meine Ergebnisse bisher:

31 kg Gewichtsabnahme; BMI von 45 auf 34,5; Oberarme (-7 cm); unter Brust (-18 cm); Taille (-16 cm); Bauch (-20 cm); Oberschenkel (-14 cm); Kniekehle (-9 cm); Waden (-7 cm).

Ich habe ein schweres Lipödem an Armen und Beinen. Selbst das hat sich verbessert. Ich habe noch einen langen Weg vor mir, aber mit der Adipositas-Kur werde ich es bestimmt schaffen.«

Susi aus dem Forum www.Ketario.de

»Bis auf die Zeit in der Vorschule war ich immer moppelig. Nach gefühlten 100-Tausend verschiedenen Diäten beendete ich diese Spirale 1994 mit einer Magenband-OP und über 130 kg. Zusammen mit Atkins schaffte ich 50 kg und dann ging absolut nichts mehr.

Nachdem ich beschlossen hatte, mit dem Rauchen aufzuhören, kamen ganz schnell wieder 20 kg dazu.

Zu der Zeit stieß ich total am Boden und gefrustet auf DAK. Ich bestellte Globuli und begann mit der Diät, und das Wunder passierte. Innerhalb von 3 Monaten hatte ich ohne das leichteste Hungergefühl mein altes Gewicht wieder und halte es auch +/- 1 kg.«

Hermine aus dem Forum www.Ketario.de

»Ich habe im Laufe der letzten 25 Jahre bestimmt jede Diät ausprobiert, über die ich irgendwo gelesen habe. Und damit habe ich auch jede Menge Diät-Kochbücher zu Hause ... Keine dieser Diäten war wirklich dauerhaft erfolgreich. Im Sommer 2011 stieß ich per Zufall auf ›Die Adipositas-Kur‹ und dachte mir, was hast du denn schon zu verlieren. Mehr als nicht abnehmen oder sofort wieder zunehmen kann doch eigentlich nicht passieren. Also Globuli besorgt und Anfang September gings los.

Anfangs immer noch skeptisch, wurde ich mit jedem abgenommenen Gramm immer zuversichtlicher, dass das tatsächlich eine Diät sein könnte, die mir wirklich hilft. Zwischendurch gab es Höhen und Tiefen wie bei jeder Diät und meine Umwelt schaute mir bei meinem Essen mehr skeptisch als überzeugt zu. Aber letztendlich konnte meine Gewichtsabnahme von 10 kg in 8 Wochen überzeugen. Inzwischen bin ich am Ende meiner Stabilisierungsphase und das, was ich nie für möglich gehalten hätte, ist eingetreten – heute Morgen hatte ich immer noch das gleiche Gewicht wie am letzten Tag der Diätphase.

Ich esse kohlenhydratarm, fettreich, kontrolliere ein wenig die Kalorien, um immer an meinem Gesamtumsatz zu liegen und fühle mich mit meinem Gewicht, das ich das letzte Mal vor 20 Jahren hatte, richtig gut. DAK ist das Beste, was mir in diesem Jahr passiert ist. Ach ja und ich werde wohl meine ganzen Diätbücher dem Reißwolf übergeben ;)«

Chris aus dem Forum www.Ketario.de

»Vor dem Anfang meiner DAK-Abnahme habe ich schon genau 48 kg durch die kalorienarme Diät seit 01.03.2009 bis 01.03.2010 von 118 bis 70 kg abgenommen, und dann habe ich während 1,5 Jahre versucht, den Erfolg zu bewahren. Leider wurde mein Kalorien-Gehalt immer niedriger, und jede Nahrungs-Zunahme hatte zu großer Gewichts-Zunahme geführt, bis ich etwa Mitte August diesen Jahres eine ernste Gesundheits-Krise bekam. Nach langer Suche habe ich im Amazon.de das Buch ›Die Adipositas-Kur‹ gefunden, die Rezensionen gründlich studiert und dann das Buch gekauft.

Am 21.09.2011 habe ich mit DAK angefangen. Die ersten 2 Ladetage haben zu großer Gewichtszunahme geführt, 4,4 kg, und in einer Woche bin ich zum Anfangsgewicht von 73,2 kg zurückgekommen.

Dann erfolgten die sehr schweren 2 Monate – oft Plateaus, Zunahme, dann stufenweise Abnahme, 2 Wochen starke Kopfschmerzen, bis ich mich im Ketario-Forum gemeldet habe und gute Unterstützung bekomme. Die Grafik lege ich bei. Positive Seiten meiner Geschichte bestehen darin, dass ich nie Hunger hatte, mein Diabetes wurde ruhig, Blutdruck gesunken, meine unterdrückte Darmfunktion von Geburt an wurde völlig korrigiert, und ich kam vorher deswegen regelmäßig ins Krankenhaus und hatte schon 2 OPs und musste immer teure homöopathische Medikamente kaufen. Dazu hatte ich ernste Schlaf-Störungen, die jetzt völlig vorbei sind.

Ich bin 55 Jahre alt und 160 cm groß und möchte bis auf 60 kg durch DAK abnehmen. Wegen meines falschen Abnehmens vorher hängt meine Haut überall hässlich, und ich hoffe, dass es mit der Zeit auch verbessert wird. Ich fühle da noch Fett unter der Haut und möchte es durch DAK wegkriegen. Wenn es früher passiert, kann ich eigentlich bei 62 kg Schluss machen, wenn aber nicht, dann mache ich DAK weiter, bis ungefähr 58 kg als Ziel. Ich möchte das auf jeden Fall auf einmal machen und dann nur stabilisieren. In der letzten Woche habe ich großen Erfolg erlebt, die letzten 4 Tage haben 1,9 kg Abnahme gezeigt. Das ist ungewöhnlich, und ich freue mich sehr. Ich denke, dass mein Körper zuerst das verlorene aktive Fett und vielleicht auch Strukturfett ansammeln musste. Und jetzt ist dies vielleicht schon passiert. Auf jeden Fall bin ich sicher, dass es wirklich wirkt und freue mich, dass ich keinen Hunger mehr habe nach 2,5 Jahren der kalorienarmen Ernährung.

Ich bin dem Autor des Buches und dem Forum insgesamt herzlich dankbar und wünsche allen vom zusätzlichen Gewicht Geplagten, dieses Problem vom Kern anzugreifen.«

Alla aus dem Forum www.Ketario.de

»Seit 50 Jahren bin ich dick und kenne alle Diäten, Ernährungsprogramme. Nichts hat geholfen. 5 kg abgenommen, 10 kg wieder drauf. Im Juli 2011 suchte ich im Web nach einer erfolgreichen Diät und bin bei der Adipositas-Kur gelandet. Matze angeschrieben und sofort kam das Buch als PDF.

Es war ein Traum. Tröpfchen bestellt und 8 Tage später mit der Kur angefangen. Die Pfündchen sind nur so geschmolzen, keinen Hunger, keinen Ausrutscher in der ganzen Zeit. Nach 109 Tagen waren 25 kg verschwunden und mein Umfang 90 cm weniger. Von Grösse XXL auf Grösse M! Ein Traum wurde wahr.

Alle 10 kg weniger belohnt mich mein Mann mit Geschenken. Er ist begeistert, dass es mir wieder so gut geht. Hatte eine sehr starke Knie-Arthrose und konnte kaum noch laufen. Jetzt schwebe ich wie ein Elfchen!! Jetzt bin ich in der Stabi-Phase 3 und halte mein Gewicht. Ende Dezember fange ich mit der Kur nochmal an, um die letzten 10 kg abzunehmen. Freue mich darauf.

Im Forum wird man liebevoll behandelt und wenn es mal nicht so gut geht mit dem Abnehmen, wird man getröstet.«

Novia aus dem Forum www.Ketario.de

»Nach 9 Wochen habe ich 19 Kilo Gewicht, etliche Zentimeter Umfang und das Gefühl, mich meinem Schicksal fügen zu müssen, weit hinter mir gelassen. DAK hat die Weichen auch für mich neu gestellt, sodass ich inzwischen meine starken Medikamente reduzieren konnte und einen Weg gezeigt bekommen habe, wie es garantiert funktioniert!!!«

Schnucki aus dem Forum www.Ketario.de

Weitere Erfahrungsberichte und viele nützliche Tipps erhalten Sie im genannten Forum. Dort können Sie auch Kontakt mit dem Autor dieses Buches aufnehmen.

Die Adipositas-Kur bei Kindern und Jugendlichen

Ich habe mich entschlossen, etwas näher auf die Anwendung der Adipositas-Kur bei Kindern und Jugendlichen einzugehen, da hier eine besondere Aufmerksamkeit der Umwelt und bei den betroffenen jungen Menschen selber angezeigt ist.

Mit hoher Wahrscheinlichkeit wird zuerst ein Erwachsener auf Die Adipositas-Kur gestoßen sein, dem nun die Aufgabe zufällt, darüber zu entscheiden, ob er diese dem jungen Menschen (seinem eigenen Kind oder einem anderen) zugänglich machen sollte und ob es überhaupt sinnvoll ist. Bei dieser Entscheidung ist nicht so sehr das Alter des Kindes oder Jugendlichen heranzuziehen, sondern eher der Reifegrad. Es geht also um die Frage, ob der Jugendliche in der Lage ist, überhaupt zu verstehen, was bei ihm aus dem Lot geraten ist und weshalb diese oder jene Regel einzuhalten ist. Kann man dem Kind erklären, was in seinem Hypothalamus und seinem Körper los ist und wie das Kind es wieder einregeln kann?

Kann das Kind dafür Verständnis aufbringen, so ist das eigentliche Alter nicht ganz so wichtig. Für ein umfassendes Begreifen sollte es allerdings meiner Meinung nach mindestens acht bis neun Jahre alt sein. Das ist meiner Meinung nach die Untergrenze.

Abgesehen davon ist, wie bei den Erwachsenen, eine Leidensgeschichte ganz »hilfreich«. Und das ist bei immer mehr kleinen Leuten heutzutage der Fall. Ich habe mich als Kind damals schon gefragt, warum gerade ich dick bin, obwohl ich auch nicht mehr gegessen habe als meine schlanken Schulkameraden, die sich dazu auch noch viel weniger bewegten als ich. Das fand ich schon damals ungerecht, ich wurde gehänselt, war im Sport eine Niete, obwohl ich in mehreren Sport-AGs war, wie zum Beispiel Handball oder Schwimmen. Ich war nicht wirklich adipös und wäre unter den heutigen fettleibigen Kindern vielleicht gar nicht aufgefallen. Aber in der damaligen DDR gab es lange nicht so viele dicke Kinder und da war es in der Schule »Mode« bei den Klassenkameraden, sie zu malträtieren.

Es wird heutzutage immer normaler, als Kind übergewichtig oder gar fett zu sein. Doch ist der individuelle Leidensdruck sicher nicht kleiner geworden. Halten wir also fest: Wenn das Kind oder der Jugendliche bereits unter seiner Situation leidet und etwas ändern möchte, ist die erste Voraussetzung erfüllt. Das gilt im Übrigen auch für Erwachsene. Ohne Leidensdruck wird es wahrscheinlich nicht funktionieren.

Zweitens: Wenn Sie das Kind ansprechen und dem Mädchen oder dem Jungen die Hintergründe erklären und was die Lösung sein könnte, bekommen Sie Aufschluss darüber, wie reif das Kind reagiert und ob es die Informationen bereits verarbeiten kann. Versuchen Sie nicht, den jungen Menschen zu überreden oder gar zu nötigen, wenn Sie merken, dass die Resonanz ausbleibt. Dann ist es noch nicht so weit. Das Einzige, was Sie in dieser Situation machen können, ist, mit Ihrem guten Beispiel die Möglichkeit aufzuzeigen und gegebenenfalls ein paar Informationen zu geben. Und bieten Sie Ihre Hilfe an, wenn das Kind Fragen haben sollte. Mehr nicht. Sie werden entweder einen Nachdenkprozess auslösen oder auch nicht. Die Motivation muss letzten Endes vom jungen Menschen ausgehen. Wie beim erwachsenen Kurenden eben auch.

Wenn aber Punkt 1 und Punkt 2 erfüllt sind, also der Leidensdruck und die Reife vorhanden sind, dann geben Sie dem Kind dieses Buch und erklären Sie ihm in Ihren eigenen und verständlichen Worten, was Sie bereits wissen. Möglicherweise sind einige Formulierungen dieses Buches noch nicht ganz kindgerecht, sodass es einer oder mehrerer Erklärungen bedarf.

Sagen Sie dem Kind auch, dass es einer gewissen Disziplin bedarf in Bezug auf die Einnahme des hHCG und der Durchführung der Diät und fragen Sie, ob es bereit ist, dies auch einzuhalten. Mit Ihrer Unterstützung natürlich.

Wichtig ist in dem Zusammenhang auch, ob der behandelnde Arzt damit einverstanden ist und dem Kind eine ansonsten gute Gesundheit bescheinigt. Kinder sind neben unserer eigenen Gesundheit unser wichtigstes Gut und wir sollten sie auf keinen Fall in irgendeiner Weise gefährden.

Wenn es sich um Ihr eigenes Kind handelt, kaufen Sie die benötigten Mittel ein und führen Sie mit ihm gemeinsam diese Kur durch. Das heißt, begleiten Sie es den ganzen Weg hindurch, damit es mit seinen Fragen nicht allein ist. Gerne coache ich auch persönlich, wenn es gewünscht wird.

Setzen Sie sich gemeinsam realistische Ziele für die Gewichtsabnahme. Ob in einem Rutsch oder in mehreren Runden, bestimmen Sie am besten je nachdem, wie der Kurverlauf ist und ob das Kind das Ganze für sich persönlich als angenehm empfindet.

Wenn Sie für das Kind kochen oder die Speisen zubereiten, dann nehmen Sie es ruhig bei der Vorbereitung mit hinzu und erklären Sie die Vorzüge der gesunden Kost. Dümmer wird es dadurch sicher nicht. Kleinere und einfache Sachen kann das Kind sich auch allein zubereiten. Es fühlt sich so ernst genommen und kann Erfolgserlebnisse sammeln sowie wichtige Erkenntnisse für die Zeit nach der Kur gewinnen.

Vielleicht können Sie mit dem Kind auch einige sportliche Aktivitäten planen und durchführen.

Hilfreich kann es auch sein, wenn Sie in der Zeit selber die Kur durchführen und das Kind quasi mitmacht. Ich könnte mir auch kleine Gruppen von Erwachsenen und Kindern vorstellen, die gemeinsam kuren. Auf jeden Fall bin ich an Erfahrungen und Erkenntnissen interessiert, die ich möglicherweise in einem weiteren Buch verarbeiten könnte, das Die Adipositas-Kur speziell für Kinder darlegt.

Da bei Kindern und Jugendlichen die Adipositas-Disposition noch nicht allzu lange besteht, ist die Chance größer, die Störung im Hypothalamus schneller und langfristiger zu korrigieren. Einen Versuch ist es, wenn alle Voraussetzungen gegeben sind, auf jeden Fall wert.

Listen, Links, Statistik, Bilder

Die Adipositas-Kur-Checkliste

Diese Kur wird viel besser ablaufen, wenn Sie sie vorausplanen und sich vorbereiten. Hier ist eine Liste, damit Sie nichts vergessen oder übersehen.

- Lesen Sie dieses Buch in allen Teilen vollständig durch, auch mehrmals kann nicht schaden. Laden Sie sich auch die vollständige Übersetzung von Dr. Simeons Werk als PDF herunter.
- Machen Sie ein »Vorherbild« von sich. Sie werden froh sein, dies gemacht zu haben, weil Sie dann mit dem »Nachherbild« vergleichen können.
- Nehmen Sie vorab Ihre Maße. Wenigstens den Bauchumfang über dem Nabel. Mit jedem Kilo sollten Sie einen Zentimeter verlieren. Das ist aber nicht unbedingt gesagt, es kommt auf Ihre Statur an. Ich habe nur einen halben Zentimeter pro Kilogramm abgenommen.
- Suchen Sie sich Gleichgesinnte im Internet http://www.ketario.de/viewforum.php?f=37

Werden Sie sich über Ihre persönliche Bereitschaft klar.
Beantworten Sie sich die folgenden Fragen:

- Schaffe ich es, das Programm für die erforderliche Zeit durchzuhalten?
- Wie leicht kann ich das Programm in mein alltägliches Leben einbauen?
- Welche Opposition oder Unterstützung werden ich von Familie und Freunden haben?
- Unterstützt mich mein Arzt?
- Mache ich die Kur allein oder mit meinem Arzt zusammen?

- Habe ich genug Geld, mir alles Notwendige zu kaufen?
- Habe ich genug Zeit, um eine Runde zu vollenden?
- Bin ich wirklich bereit, mein Leben zu verändern?
- Wieviel Gewicht will ich verlieren?
- Wieviel hHCG benötige ich dafür?
- Wieviele Runden werde ich benötigen?
- Welche wichtigen Ereignisse, wie Urlaube oder Feierlichkeiten, liegen in der Zeit der Kur an?
- Bestellen Sie das homöopathische HCG **http://www.die-adipositas-kur.de/aktuell**
- Machen Sie vorab das Darmreinigungsprogramm!
- Erwägen Sie die Einnahme von hochwertigen Mikronährstoffen für die optimale Zellversorgung, die Hautrückbildung, die Entgiftung Ihres Organismus und des Hypothalamus.
- Kaufen Sie eine Küchenwaage und eine Personenwaage, wenn noch nicht vorhanden. Nehmen Sie die Personenwaage mit, wenn Sie auf Reisen gehen. Jedenfalls in der Diät- und Stabilisierungsphase. Das ist sehr wichtig, um Ihr Gewicht kontrollieren zu können und gegebenenfalls gegensteuern zu können.
- Kaufen Sie alle Dinge ein, die Sie für die Kur benötigen (siehe oben). Denken Sie daran, auch die Lieferzeiten bei Onlinebestellungen einzukalkulieren.
- Bereiten Sie sich geistig auf die Diätphase vor.
- Planen Sie Ihre Mahlzeiten der Diätphase für mindestens die erste Woche. Kochen und braten Sie die Proteinquelle am besten einmal in der Woche für die kommende Woche und frieren Sie das ein, was Sie nicht heute oder morgen essen. So brauchen Sie sich nur noch um frisches Gemüse und Obst zu kümmern.
- Benutzen Sie die Exceltabelle für Ihre Gewichtsprotokollierung und die Mahlzeitenplanung.
- Entscheiden Sie, ob Sie alle fett- oder ölhaltigen Stoffe auf Ihrer Haut und in Ihrer Ernährung vermeiden und sich an die Diätempfehlungen von Dr. Simeons halten oder ob Sie den lockereren Anweisungen der Adipositas-Kur folgen wollen.
- Setzen Sie sich Zwischenziele für die Gewichtsabnahme.
- Beginnen Sie die hHCG-Einnahme.
- Wiegen Sie sich jeden Tag nach dem Aufstehen und nachdem Sie die Blase geleert haben und tragen Sie die Ergebnisse in die Exceltabelle ein.
- Essen Sie an den ersten beiden Tagen so viel Fett wie Sie können.
- Beginnen Sie die 500- bis 700-Kalorien Diät an Tag Drei.

- Wenn Sie wahrscheinlich eher weniger essen oder nicht auf die angepeilte Tageskalorienzahl kommen (ja, das gibt es auch), dann essen Sie auf jeden Fall Ihre Proteinportion, da Sie sonst Muskelmasse verlieren.
- Wenn Ihr Gewicht für vier Tage gleich bleibt, können Sie einen Apfeltag einlegen.
- Halten Sie sich strikt an den Plan. Sonst könnten Sie Hunger bekommen und nicht wie gewünscht abnehmen.
- An manchen Tagen werden Sie sich eventuell nicht so gut fühlen und ein hungerartiges Gefühl entwickeln, weil Ihr Magen sich nicht so gut gefüllt anfühlt. Nehmen Sie das L-Glutamin. Es hilft, über solche Phasen hinwegzukommen.
- Beginnen Sie, sich geistig auf die Stabilisierungsphase einzustellen.
- Planen Sie die Mahlzeiten für die Stabilisierungsphase ohne raffinierten Zucker oder Stärke. Fett und gutes Himalaya-Salz oder irgendetwas anderes wird nicht limitiert. Insbesondere essen Sie viel mehr Protein, da zu Beginn der Stabilisierung ein Proteinmangel herrschen könnte und sie wieder zunehmen könnten.
- Notieren Sie Ihr Gewicht am letzten Tag der hHCG-Einnahme.
- Essen Sie hauptsächlich nach Atkins Phase 1.
- Setzen Sie die 700-Kaloriendiät für 48 Stunden nach der letzten hHCG–Einnahme fort. Sie können in diesen beiden Tagen weiter Gewicht verlieren.
- Setzen Sie die 700-Kaloriendiät danach NICHT fort. Es ist wichtig, viel mehr und insbesondere für drei Wochen viel Protein zu essen. Keine Angst vor Fett. Verwenden Sie vollfette Produkte, keine fettarmen oder fettfreien.
- Wiegen Sie sich täglich in der Stabilisierungsphase.
- Wenn Sie mehr als 2 Pfund über Ihrem Gewicht liegen, das Sie am letzten Tag der hHCG-Einnahme hatten, müssen Sie einen Steaktag einlegen. Warten Sie nicht! Tun Sie es an diesem Tag.
- Wenn Sie vermuten, dass Sie Wasser einlagern durch ungenügende Proteinzufuhr, machen Sie den Eier-Steak-Käse-Tag.
- Fügen Sie nach den drei Wochen Stabilisierung in der Austestungsphase allmählich Zucker und Stärke zu Ihren Mahlzeiten hinzu. Tun Sie das für mindestens drei Wochen, bevor Sie eine neue Runde der Adipositas-Kur beginnen.

Downloads und Links

Die englische Originalversion von Dr. Simeons Pound and Inches

http://www.die-adipositas-kur.de/download/dr_simeons-pounds-inches.pdf

oder

http://goo.gl/PpEoIf

Aktuelle Versionen der Adipositas-Kur und Exceltabelle

Eine aktuelle Version der Adipositas-Kur können Sie jederzeit bei mir erfragen: die-adipositas-kur@gmx.de. Bitte Kaufdatum bereithalten.

Paperback-Leser bitte die URL in Ihren Internetbrowser übertragen. Der Download startet dann sofort.
Link:

http://www.Die-Adipositas-kur.de/download/Nahrungs-undGewichtsrechneradi.xlsx

Bitte benutzen Sie einen anderen Browser als den *Mozilla Firefox*, da hier nur Hieroglyphen erscheinen werden. Mein Tipp ist der Browser Google Chrome. Für alle Links in diesem Buch gilt, dass einer Ihrer Browser Ihr Standardbrowser sein muss.

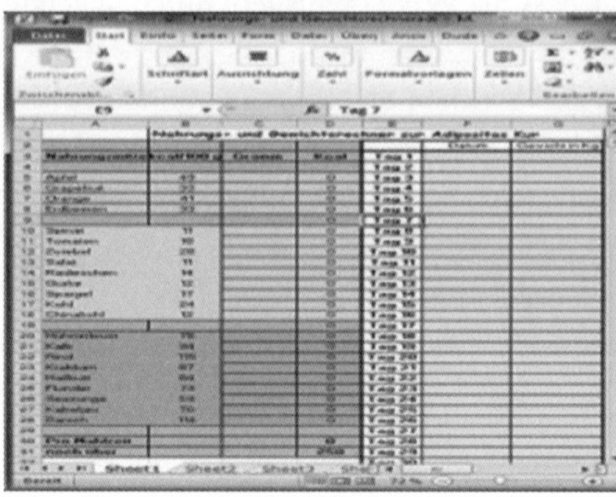

Besorgungen

- **Homöopathisches HCG** Link: http://goo.gl/Q8B0Lq oder http://www.die-adipositas-kur.de/aktuell/

Darmreinigungsprogramm und Vitalstoffe!!!

- **Lavera Neutral Dusch-Shampoo** Link: http://goo.gl/juytEv
- **Halit Salz** Link: http://goo.gl/BSBQHD
- **Umkehrosmoseanlage** Link: http://goo.gl/1ZozwS
- **100 % pures L-Glutaminpulver** Link: http://goo.gl/LXAmKi
- **Stevia Fluid zum Süßen** Link: http://goo.gl/2iQYCu
- **Stevia Konzentrat** Link: http://goo.gl/bf2eYI

Die Adipositas-Kur im englischsprachigen Internet

- Kevin **Trudeau erklärt die Weight Loss Cure** Link: http://goo.gl/E00mDB
- **Mahlzeitenzubereitung** Link: http://goo.gl/DIqbFE
- **Motivationsvideos** Link: http://goo.gl/r7glTy
- **HCG Studien** Link: http://goo.gl/xDEPF1
- **HCG Dieters Yahoo Group** Link: http://goo.gl/yxPSoR

… und es gibt noch eine Menge mehr dort draußen

Statistik

Liebe Leserin, lieber Leser!

Dieser Abschnitt befasst sich mit den einzelnen Phasen meiner Abnahme von 188 kg auf unter 90 kg innerhalb von 313 Tagen. Bitte denken Sie nicht, dass es sich hier um »trockene Materie« handelt. Die Abschnitte sind grob in 10 kg-Schritte aufgeteilt und haben alle ihre Besonderheiten. Diese wahrzunehmen wird Ihnen helfen, bei Ihrer eigenen Kur eventuelle Fallstricke zu erkennen und zum Beispiel mit Gewichtsstillständen besser umgehen zu können. Denn wenn Sie nicht abnehmen, behält ihr Körper gerade Wasser zurück, das er für die Auflösung und Ausschwemmung der Fettzellen benötigt. Er nimmt jetzt messbare Umfangzentimeter ab, aber nicht zwangsläufig auf der Waage sichtbares Gewicht.

Also lassen Sie uns beginnen:

Von 188 auf 180 – Die Reise beginnt mit einer Gewichtszunahme

Dauer der Phase: 12 Tage / 10. Januar – 21. Januar 2011
Gewicht: 188 kg
Bauchumfang: 160 cm
Tage mit Gewichtsstillstand: 1

An den beiden Ladetagen habe ich viele fette Sachen gegessen – und Schokolade, Kuchen usw. Genau kann ich es gar nicht mehr sagen. Aber ich hatte schon gar keinen Hunger und keine große Lust mehr, so viel in mich reinzustopfen, da ich schnell mit der Kur beginnen wollte. Das hHCG habe ich an diesen ersten Tagen natürlich auch schon genommen. Es braucht zwei Tage, bis ein genügend hoher Spiegel hHCG im Blut vorhanden ist, damit man an den restlichen Tagen der Kur keinen Hunger verspürt.

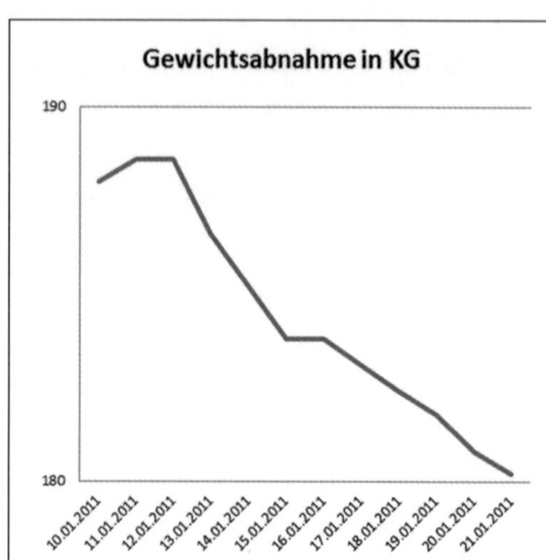

Die beiden Ladetage brachten einen Gewichtszuwachs von 600 g auf der Waage.

Dieser war aber schnell wieder runter, und ich hatte an fast jedem der folgenden Tage eine Gewichtsabnahme zu verzeichnen. Nach 12 Tagen waren 8 kg weg. Sicher war es erst mal viel angestautes Wasser, das raus musste. Da ich jahrelang gar nicht mehr abgenommen hatte, empfand ich auch das schon als eine außerordentliche Erleichterung.

Meine Laune war von Euphorie geprägt. Ich hatte zwar in den ersten Wochen leichtes Unwohlsein und Hüngerchen, was aber doch aufgrund der Gewichtsabnahme und der Hoffnung auf eine schlanke Zukunft zu ertragen war.

Von 180 auf 170 kg – Es geht rasant bergab

Dauer der Phase: 23 Tage / 22. Januar – 13. Februar 2011
Tage mit Gewichtsstillstand: 3
Tage mit höherem Gewicht als am Vortag: 1

Es geht rasant weiter. 23 Tage für 10 kg ist eine Wahnsinnsgeschwindigkeit. Naja, mein Körper hat viel abzuwerfen, und das hHCG veranlasst den Hypothalamus – neben der Ernährung aus der krankhaft angelagerten Körperfettmasse –, auch viel dadurch gespeichertes Wasser mit hinauszubefördern. Mein Wohlbefinden hat sich massiv gesteigert. Die Bewegungen fallen mir leichter. Meine Aktivität im Alltag wächst. Grandios.

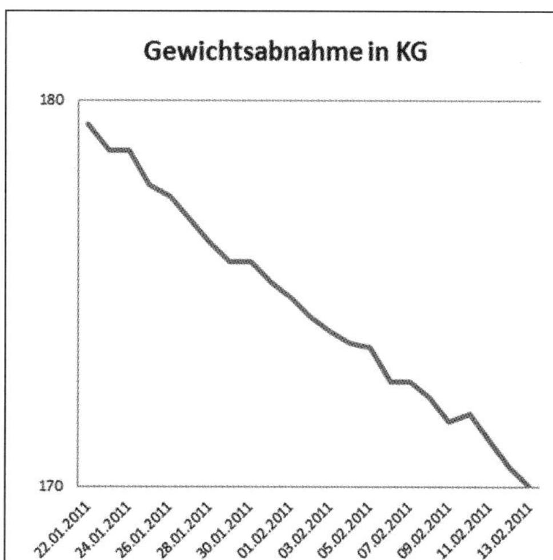

Der Körper hat jetzt mehrere Aufgaben. Einmal die Entleerung und Nutzung der Energieressourcen der Fettzellen. Zum Anderen beginnt er damit, die geleerten Fettzellen aufzulösen und auszuschwemmen. An solchen Tagen behält er dafür Wasser zurück, um dieses am nächsten Tag wieder auszuscheiden. Die Hauptaufgabe besteht aber momentan noch in der Entleerung der Fettzellen.

Von 170 auf 160 – weiterhin schnelle Gewichtsabnahme

Dauer der Phase: 29 Tage / 14. Februar – 14. März 2011
Tage mit Gewichtsstillstand: 5
Tage mit höherem Gewicht als am Vortag: 1
Bauchumfang: 145 cm am 11. März 2011 gemessen

Die Anzahl der Tage mit einem Gewichtsstillstand ist leicht angestiegen. Auch ein Tag mit höherem Gewicht ist zu verzeichnen. Ich weiß aber beim besten Willen nicht mehr, was die Ursache gewesen sein könnte. Die üblichen Verdächtigen sind: eine Wasseransammlung durch zu viel anstrengende Bewegung, der Kontakt mit Fett über die Haut oder aber auch der Genuss einer nicht zur Kur gehörenden Substanz. Dies kann ich aber nach bestem Wissen und Gewissen ausschließen. Ich tippe auf ein Mehr an Bewegung, weil ich meine neu gewonnene Mobilität getestet habe.

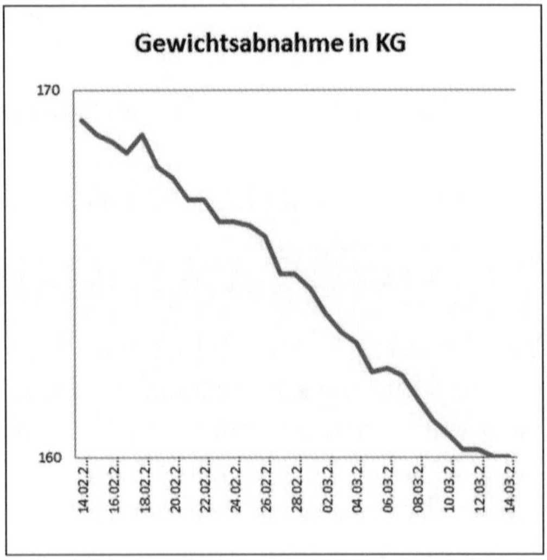

Der Tag 62 (der 12. März 2011) markierte eine Veränderung des Abnahmeverlaufs. Bisher hatte ich immer mehr als 1 US-Pfund pro Tag im Schnitt abgenommen – eher überdurchschnittlich viel. Danach lag ich mit meiner Abnahme unter dem Durchschnitt. Die Gerade bildet die Soll-Abnahme von 1 US-Pfund ab. Die kurvige Linie markiert die Ist-Abnahme. Schnittpunkt der beiden war an Tag 62. Diese Entwicklung war aber zu erwarten und ist daher vollkommen normal.

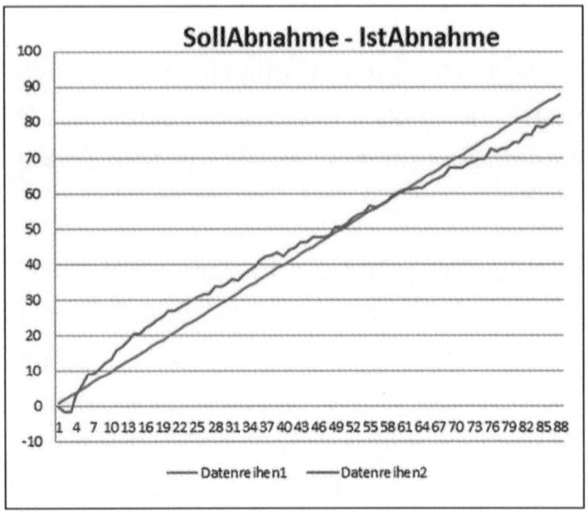

Die Gründe für eine Verlangsamung der Abnahmegeschwindigkeit liegen in der Verringerung des Grundumsatzes durch das bereits abgenommene Gewicht. Der Körper verbraucht in Ruhe immer weniger Energie, da er nicht mehr so ein hohes Gewicht mit sich herumschleppen muss. Das heißt andererseits, wenn man weiter schnell abnehmen möchte, dass man seinen Gesamtumsatz durch mehr Bewegung erhöhen mag/kann/soll/muss/darf. Demgegenüber steht die Wassereinlagerung des Körpers, wenn er zu sehr angestrengt wird. Das Geheimrezept liegt in einer langsamen Steigerung der Belastung. Oder man akzeptiert gelassen die kleineren Gewichtssprünge.

Von 160 auf 150 – wieder schnellerer Gewichtsverlust

Dauer der Phase: 24 Tage / 15. März – 7. April 2011
Tage mit Gewichtsstillstand: 4
1-mal 3 Tage das gleiche Gewicht hintereinander
2-mal 2 Tage das gleiche Gewicht hintereinander
Tage mit höherem Gewicht als am Vortag: 1

Hat man viel Gewicht zu verlieren, dann geht die Gewichtsabnahme in den ersten Wochen relativ schnell. Ich war eigentlich erstaunt, dass ich nach den vorhergehenden 29 Tagen jetzt nur 24 Tage für die nächsten 10 kg gebraucht hatte. Meine Erklärung dafür war, dass mein Körper schon früher eine längere Zeit in der Gewichtsregion zwischen 160 bis 170 kg zugebracht hatte, und es daher jetzt ein Gewichtsniveau war, bei dem der Hypothalamus mehr zu kämpfen hatte als in der anderen Phase.

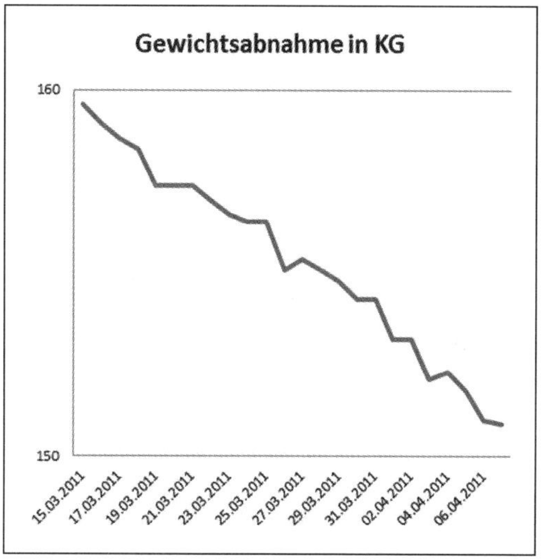

Von 150 bis 140 – ab jetzt wird's zäher

Dauer der Phase: 37 Tage / 8. April – 14. Mai 2011
Tage mit Gewichtsstillstand: 15
1-mal 4 Tage das gleiche Gewicht hintereinander
2-mal 3 Tage das gleiche Gewicht hintereinander
5-mal 2 Tage das gleiche Gewicht hintereinander
Tage mit höherem Gewicht als am Vortag: 1
Bauchumfang: 135 cm gemessen am 1. Mai 2011

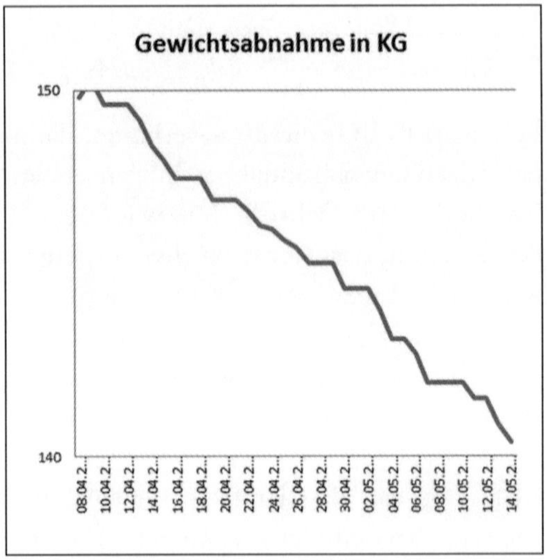

Diese Phase war geprägt von Unwohlsein aufgrund einer erhöhten Entgiftung des Körpers. Man darf nicht vergessen, dass in Fettzellen nicht nur enorm viel Energie gespeichert ist, sondern es werden dort auch jede Menge Gifte eingelagert, die bei Aufschließung und Abtransport der Zellen freigesetzt werden und den Körper temporär rückvergiften können. Das war für mich verbunden mit Kopfschmerzen, einer Art Benommenheit. Also richtige Sch…tage.

Aber ich durfte erfahren, dass solche Tage auch vorbeigehen und die Sonne wieder lacht. Ich habe mich ja nicht die ganze Zeit schlecht gefühlt. Aber es gab auch Tage, an denen ich dachte: »Wie lange halte ich das noch aus?« Ein merkwürdiges Phänomen war für mich auch, dass ich Tage dabei hatte, an denen ich von der Menge her eigentlich genug gegessen hatte, aber mental im Kopf einfach nicht satt zu kriegen war. Solche Phasen hatte ich jedoch auch schon, als ich noch keine Kur gemacht hatte. Nach Tagen, an denen es mir schlecht ging, hatte ich – wie zum versöhnlichen Ausgleich – am nächsten Tag meist auch wieder eine Abnahme auf der Waage zu verzeichnen.

Der Körper hat an solchen Tagen sehr viele Aufgaben zu erledigen. Da hilft es, ihn mit vielem Trinken von Wasser zu unterstützen. Auch L-Glutamin kann etwas Linderung verschaffen.

Es wird aber einfacher, auch schon aufgrund des fallenden Gewichts. Wichtig ist, jetzt durchzuhalten.

Von 140 bis 130 – kürzer, aber mehr Stillstand

Dauer der Phase: 34 Tage / 15. Mai - 17. Juni 2011
Tage mit Gewichtsstillstand: 14
3-mal 4 Tage das gleiche Gewicht hintereinander
2-mal 3 Tage das gleiche Gewicht hintereinander
1-mal 2 Tage das gleiche Gewicht hintereinander
Tage mit höherem Gewicht als am Vortag: 2
Bauchumfang: 128 cm gemessen am 11. Juni 2011

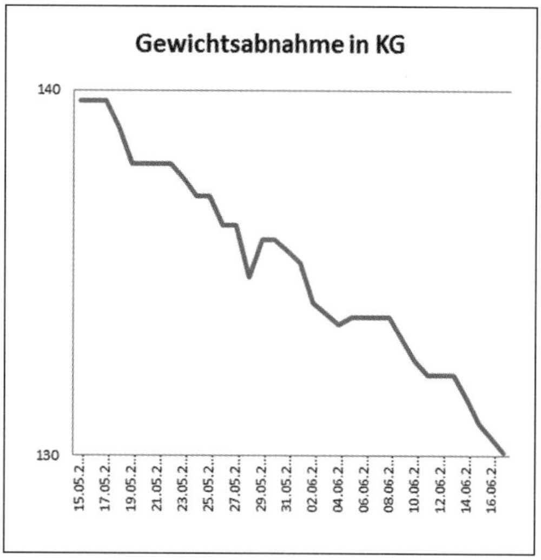

Diese Phase ist mit 34 Tagen zwar kürzer als die vorherige, hat aber mit 14 Tagen Gewichtsstillstand zum Vortag eine leicht höhere Rate. Je länger die Kur dauert, desto längere Gewichtsstillstände gibt es. Das war zu erwarten. Übrigens würde das gleiche Phänomen auftreten, wenn Sie mehrere Runden der Adipositas-Kur machen, wie es bei Dr. Simeons und echtem HCG notwendig ist. Also gleichgültig, ob Sie Pausen machen oder in einem Rutsch das Gewicht verlieren – Ihre Gewichtsabnahme wird sich verlangsamen. Unter Umständen so verlangsamen, dass Sie am Ende denken, es tue sich gar nichts mehr. Wenn Sie ebenfalls extrem übergewichtig sind, dann lassen Sie sich nicht entmutigen. Es geht irgendwann weiter. Und Sie bekommen eine größere Gelassenheit, je öfter Sie einen Gewichtsstillstand hinnehmen mussten. Sie werden diese Gelassenheit später noch brauchen, denn es kann – wie bei mir – noch »heftiger« werden.

Von 130 auf 120 – die Stillstände werden länger und insgesamt häufiger

Dauer der Phase: 34 Tage / 18. Juni – 21. Juli 2011
Tage mit Gewichtsstillstand: 18
1-mal 6 Tage das gleiche Gewicht hintereinander
2-mal 4 Tage das gleiche Gewicht hintereinander
1-mal 3 Tage das gleiche Gewicht hintereinander
4-mal 2 Tage das gleiche Gewicht hintereinander
Bauchumfang: 118 cm gemessen am 12. Juli 2011

Diese Phase ist geprägt von häufiger werdenden Gewichtsstillständen und einem Plateau von 6 Tagen. Das mag damit zusammenhängen, dass sich das unter der Haut liegende Fettgewebe in den letzten Wochen massiv entleert und vom Körper zeitweise einfach mehr Wasser für die Auflösung und Ausschwemmung der Zellen zurückgehalten wird. Nach den Stillständen kommt es regelmäßig zu einem Gewichtsrutsch nach unten. Auch in dieser Phase war bei mir wieder ein altes Gewichtsniveau erreicht, um das der Hypothalamus kämpfen musste, um es dann zu unterschreiten. Es war ein alter Set-Point, der nach dem gewonnen Kampf als neuer vorläufiger Set-Point angenommen wird.

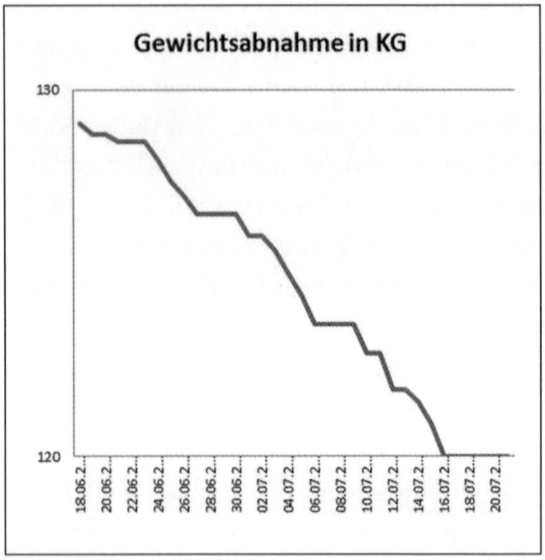

Es kommt bei einem Plateau auch häufiger zu kleineren Gewichtsschwankungen nach oben. Ich habe mir deshalb angewöhnt, nur noch die letzten Tiefstände zu notieren und nicht mehr jede kleine Schwankung nach oben. Die waagerechten Linien sind also nicht zwangsläufig so starr zu sehen. Wenn Sie sich zusätzlich einen kleinen Wellenritt nach oben vorstellen, so kommt es der Wahrheit schon sehr nahe.

Von 120 auf 110 – Urlaub ohne Waage

Dauer der Phase: 33 Tage / 21. Juli – 23. August 2011
Tage mit Gewichtsstillstand: 16
1-mal 9 Tage das gleiche Gewicht hintereinander
1-mal 4 Tage das gleiche Gewicht hintereinander
2-mal 3 Tage das gleiche Gewicht hintereinander
1-mal 2 Tage das gleiche Gewicht hintereinander

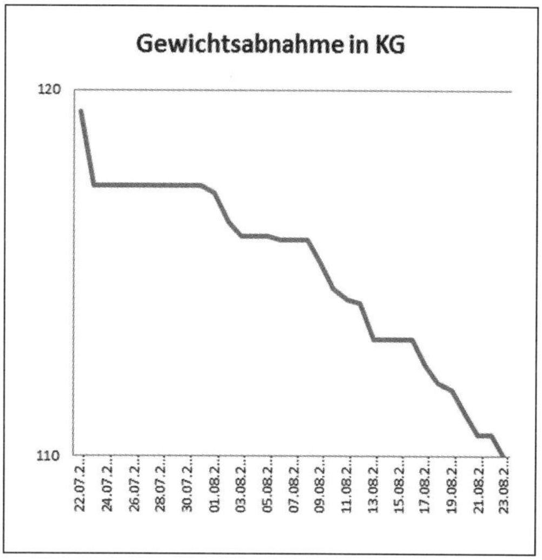

Da meine Kur ein wenig länger dauerte, dafür aber mit Hunger und Qual nichts zu tun hatte, kam auch schon der Sommer und somit die Urlaubszeit. Wir verbrachten unsere Urlaubszeit an der Ostsee. Zu Beginn der Kur wäre ich niemals schwimmen gegangen. Aber jetzt traute ich mich schon und stürzte mich in die Fluten. Obwohl noch einiges an Fett am Körper war, und sich die Brüste noch nicht zurückgebildet hatten – Augen zu und durch –, genoss ich das Schwimmen. Meine Waage, sonst mein ständiger Begleiter und Freund, hatte ich zu Hause gelassen. Daher sind die Werte für die Abnahme nach 10 Tagen Urlaub auf die einzelnen Tage verteilt. In diesen Urlaubstagen habe ich ca. 6 kg Gewicht verloren. Das ist schon erstaunlich. Ich denke, dass es damit zusammenhängt, dass Urlaub doch etwas entspannter ist als normaler Diätalltag.

Von 110 auf 100 – Voller Körpereinsatz für ein besseres Erscheinungsbild

Dauer der Phase: 39 Tage / 23. August – 1. Oktober 2011
Tage mit Gewichtsstillstand: 24
1-mal 9 Tage das gleiche Gewicht hintereinander
1-mal 7 Tage das gleiche Gewicht hintereinander
7-mal 2 Tage das gleiche Gewicht hintereinander

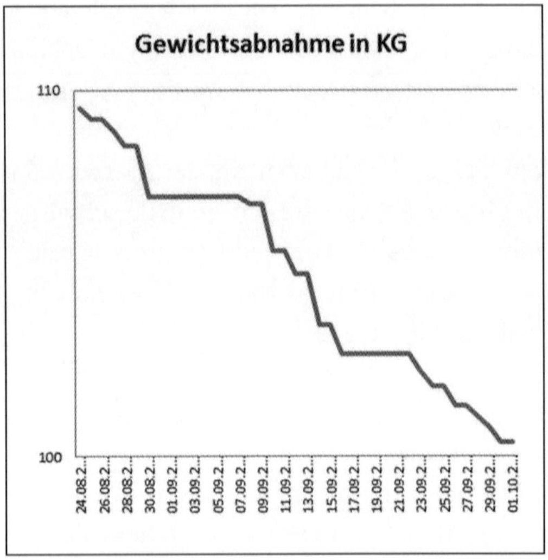

In dieser Phase gab es zwei sehr lange Perioden, in denen das Gewicht stabil blieb. Dieser Abschnitt dauerte im Vergleich zu den anderen Plateaus am längsten. Zu erklären ist dies durch meine seit dem September bestehende Mitgliedschaft in einem Fitness-Studio, das ich alle zwei Tage (auch an den Wochenenden) frequentierte. Dies sollte ein Ausgleich dafür sein, dass ich im Herbst nicht mehr so viel mit dem Fahrrad fahren konnte. Außerdem sollte das gesamte Muskel- und Skelettsystem nach langen Jahren der Vernachlässigung wieder aufgebaut werden. Ich trainierte abwechselnd alle Körperpartien und merkte auch schon einen deutlichen Muskelzuwachs. Da Muskeln schwerer sind als Fett, ich aber trotzdem weiterhin Fett verlor, glich sich das Gewicht zeitweise aus. Ich habe mich für diesen Weg entschieden, weil ich es vorteilhafter finde, einen definierten Körper zu haben, als nur Fett und Gewicht zu verlieren.

Von 100 auf unter 90 – Hartnäckigkeit zahlt sich aus

Dauer der Phase: 49 Tage / 2. Oktober – 19. November 2011
Tage mit Gewichtsstillstand: 25
1-mal 9 Tage das gleiche Gewicht hintereinander
1-mal 7 Tage das gleiche Gewicht hintereinander
1-mal 5 Tage das gleiche Gewicht hintereinander
2-mal 3 Tage das gleiche Gewicht hintereinander
3-mal 2 Tage das gleiche Gewicht hintereinander
Bauchumfang: 95 cm gemessen am 19. November 2011

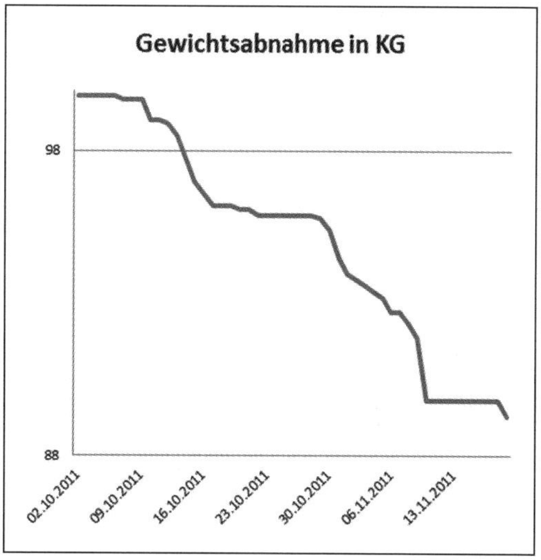

Es ist fast geschafft. Und doch war diese Phase eine, die mir noch mal zwei lange Plateaus beschert hat. Auf diesem Level muss ich früher schon mal länger verharrt haben, vielleicht in der Jugend. Auch hat mich in dieser Zeit eine starke Grippe heftig beschäftigt, sowie die anschließende Renovierung unserer Wohnung, während der ich mich eine Woche lang nicht gewogen habe. Am Ende der Baumaßnahmen hatte ich dann eine Gewichtsabnahme zu verzeichnen. Es ist übrigens keine schlechte Idee, sich nur einmal in der Woche zu wiegen.

Allerdings war ich meist sehr neugierig und gespannt, was die Waage am nächsten Morgen wieder anzeigen wüde. Und wenn es längere Zeit keine Abnahme gab, so war ich nur in der Anfangszeit verunsichert und genervt. Mit der Zeit hatte ich mich daran gewöhnt und akzeptierte die Stillstände und blieb gelassen. Lesen Sie sich diese Kommentare von mir immer mal wieder durch, wenn Sie möglicherweise gerade an einem hartnäckigen Plateau zu knabbern haben. Es geht immer weiter voran! Nur Geduld. Ein Grund für ein langes Plateau kann auch sein, dass Sie vielleicht mehrere Tage nicht auf die Toilette gehen können. Dadurch sammelt sich im Darm eine Menge an, die natürlich auch etwas wiegt. Sie nehmen an Fett ab, aber der Darminhalt vermehrt sich und das Gewicht stagniert.

Wenn Sie auf das Diagramm (100–90) schauen, dann sehen Sie am Ende einen rasanten Gewichtsverlust. Es waren sogar an einem Tag 2 kg, die mich unter 90 kg haben kommen lassen. Grund dafür waren nach langer Zeit wieder voluminöse feste Stuhlgänge.

Vorher-Nachher-Bilder

»Ein Bild sagt mehr als 1000 Worte.« Sicher kennen Sie diesen Satz – und genauso ist es. Dieses Buch hat sich explosionsartig verkauft, nachdem ich bei Amazon und auf der Webseite Bilder meiner Odyssee eingestellt hatte. Und da Dr. Simeons schreibt, dass nur Bilder ohne Kleidung aussagekräftig sind, habe ich auch solche angefertigt. Das ist natürlich peinlich für mich, besonders bei den »dicken« Bildern. Besonders wenn man bedenkt, dass ich damals so noch nicht mal ins Schwimmbad gegangen bin! Und nun zeige ich mich öffentlich. Aber nur so können Sie die Entwicklung am besten mitverfolgen – und sich daraus Motivation und Gewissheit holen, dass Die Adipositas-Kur wirklich funktioniert.

Nichtsdestotrotz habe ich aber auch noch ein paar (nicht viele) »angezogene« Bilder aus meiner schweren Zeit.

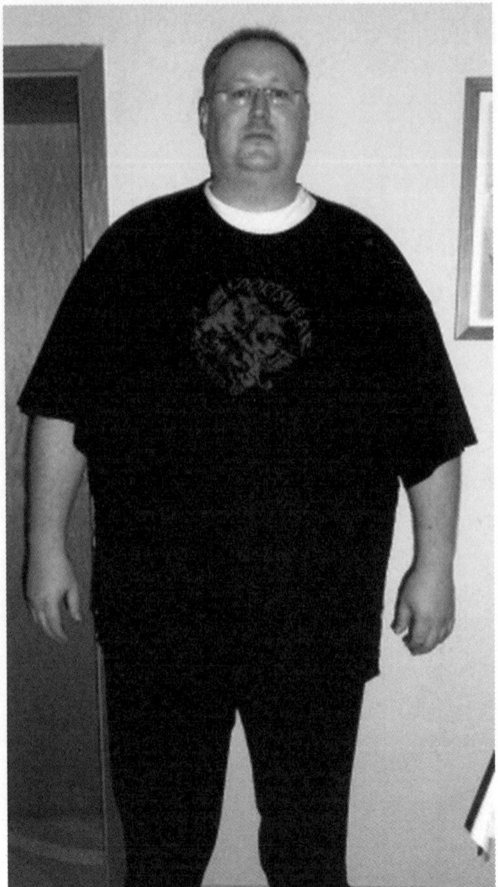

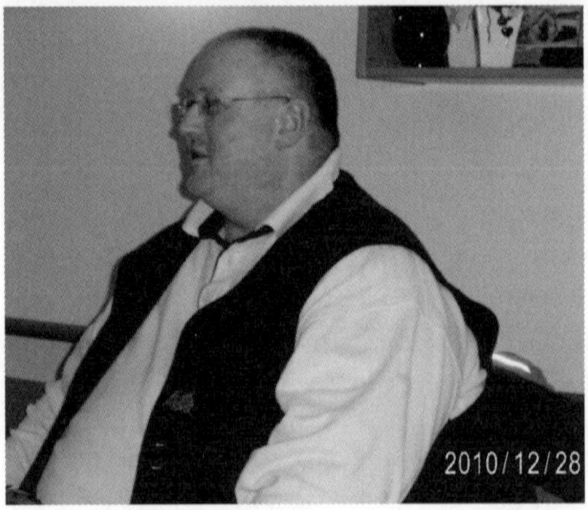

Hier die Referenzbilder vom 1. Tag der Adipositas-Kur im Januar 2011.

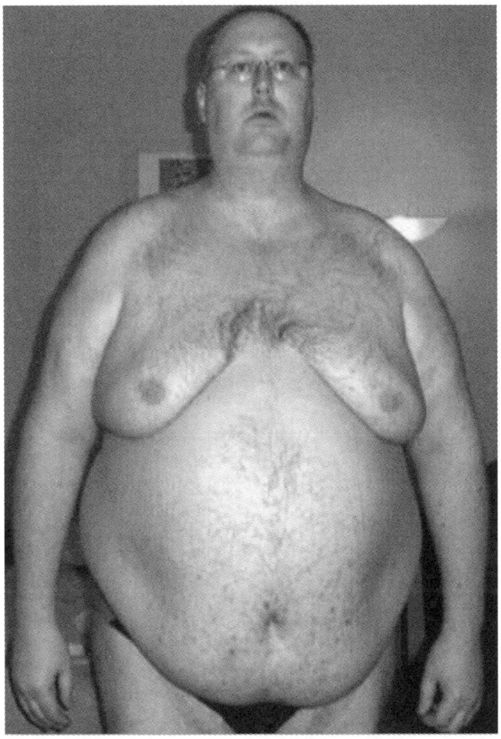

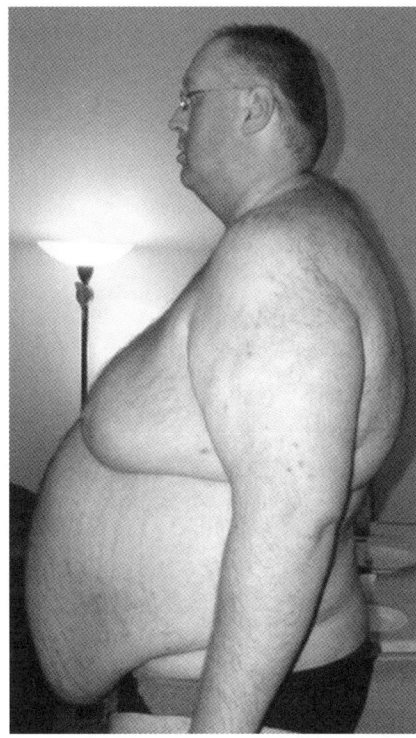

Und hier die Bilder vom Ende der Diätphase nach einer Abnahme von knapp 100 kg innerhalb von 313 Tagen.

Die Haut am Rücken braucht noch etwas für die Rückbildung. Da sich die Brust nicht befriedigend zurückgebildet hat, habe ich mich zu einer Straffung entschieden. Durch kontinuierliches Muskeltraining denke ich, weitere Gewebestraffungen zu erreichen.

An Bauch und Hüften hat sich die Haut meiner Meinung nach schon recht befriedigend zurückgebildet (in der Nachschau). Das vorhandene Ergebnis kann ich gut akzeptieren, zumal ich mich ja auch bei der Kur nicht gequält habe oder Hunger hatte. Ach ja: Die Fotos wurden selbstredend nicht mit Photoshop bearbeitet. Da hätte ich noch stärker zu meinem Vorteil retuschieren können, was mir aber nie eingefallen wäre. Es handelt sich um ehrliche und nichts beschönigende Bilder – vorher und nachher.

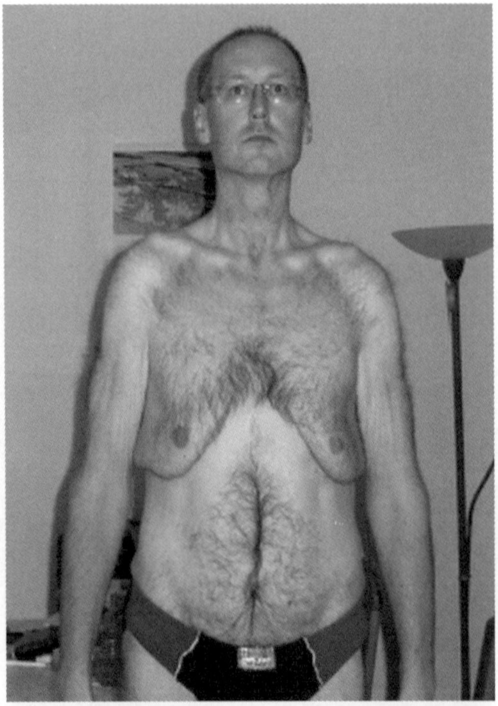

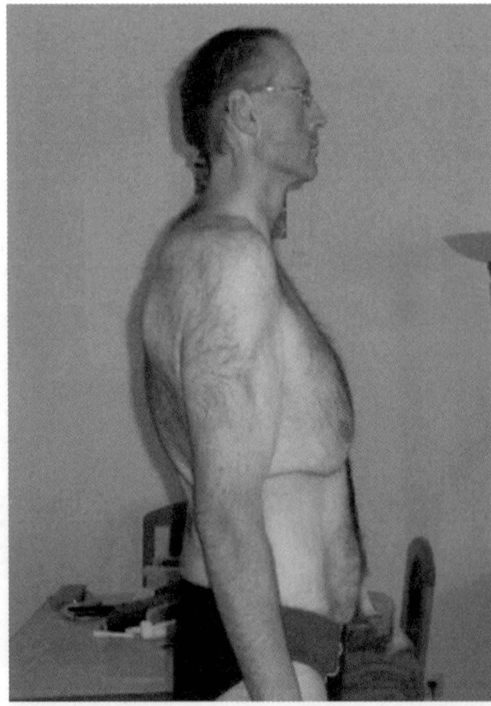

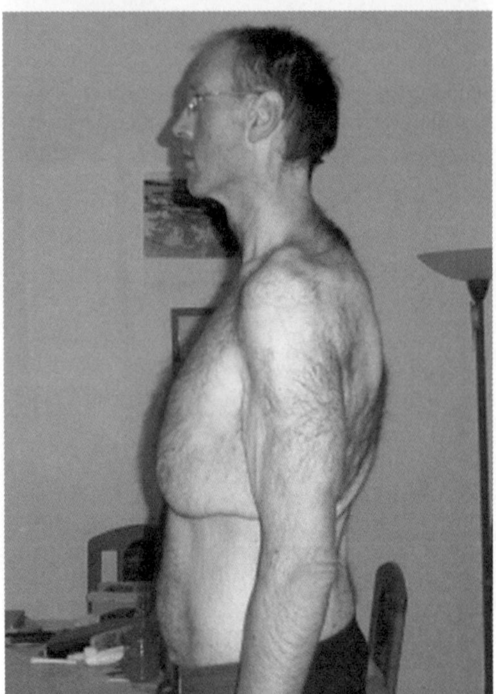

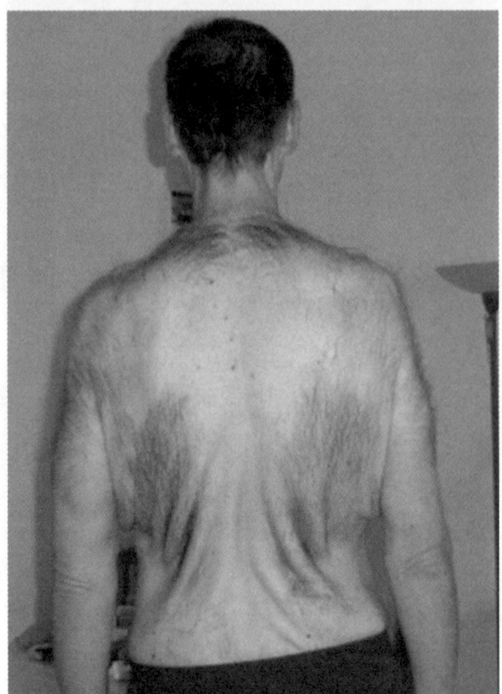

Hier noch ein paar aktuelle Fotos vom Dezember 2013 nach Absolvierung der Grünen Adipositas-Kur und zweijährigem Fitnesstraining.

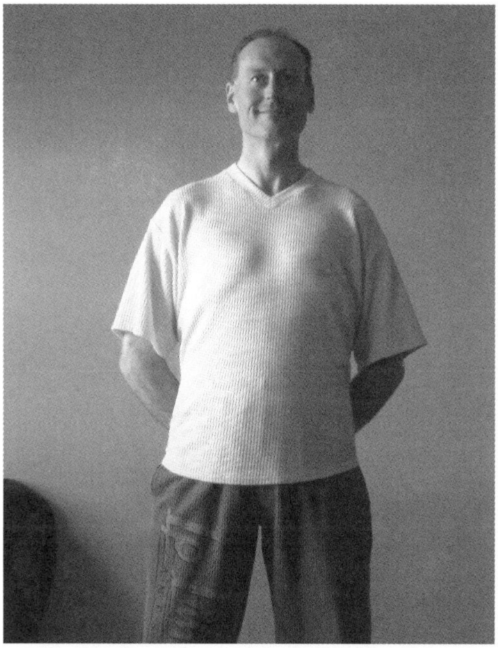

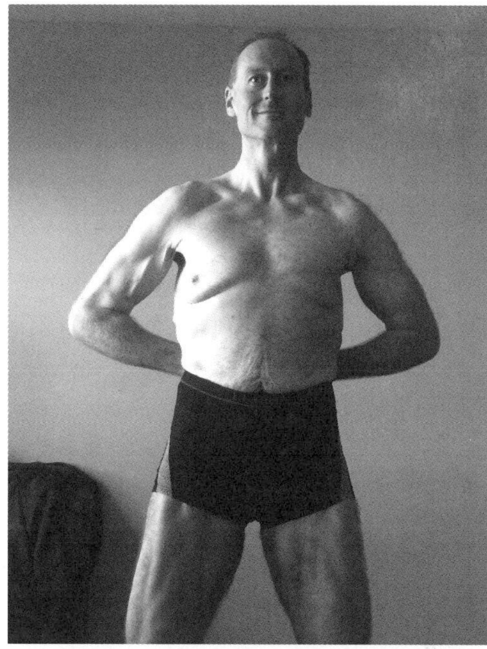

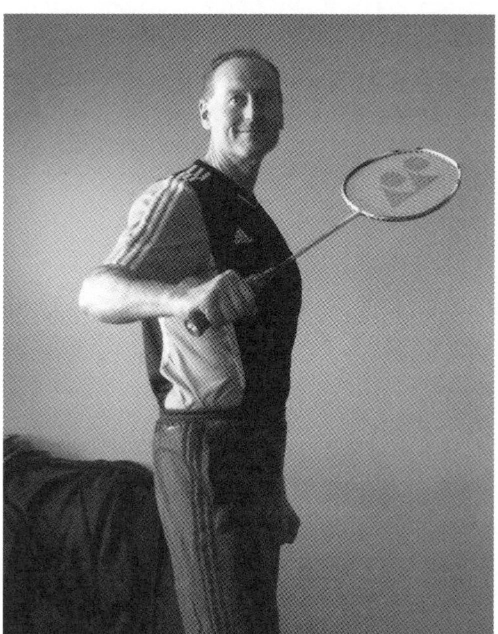

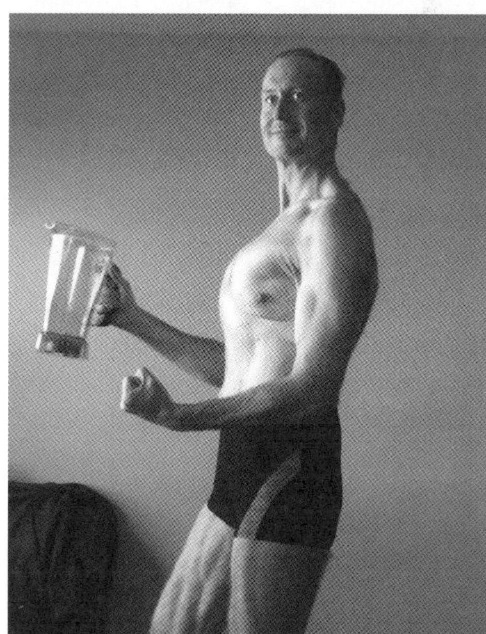

Was hat sich alles verändert

Jetzt wollen Sie sicher auch wissen, was sich durch die Kur in meinem Leben alles verändert hat. Also gut, fangen wir an:

- Ich habe knapp 100 kg abgenommen.
- Ich brauche mein Schlafapnoe-Gerät nicht mehr.
- Seit zwei Jahren bin ich Mitglied in einem Fitness-Studio und ich freue mich fast immer auf das jetzt tägliche Training.
- Ich bin einem Badmintonverein in Nürnberg beigetreten.
- Ich brauche keine Säcke mehr als Kleidung und keine Mütze als Tarnkappe, wenn ich das Haus verlasse.
- Meine allgemeine Gemütslage ist von depressiv auf euphorisch gewechselt.
- Ich kann mich wieder selbstbewusst in der Öffentlichkeit zeigen und nehme wieder am gesellschaftlichen Leben teil.
- Bewegungen aller Art fallen mir federleicht.
- Meine Gelenke schmerzen nicht mehr. Als Erstes hatten die Kniegelenke beim Treppensteigen aufgehört zu knacken.
- Ich halte mein Gewicht mit »rohköstlicher« Ernährung und komme meinem Ziel, athletisch zu werden, täglich näher.
- Meine Haut bildet sich immer weiter zurück, glättet sich, was auch am wieder erstarkten Bindegewebe liegt, das durch das Training und die Nahrungsergänzungsprodukte gefördert wird.

Und so weiter und so weiter …

Ich will Sie aber nicht weiter langweilen. Jetzt sind Sie dran, Ihr Leben dauerhaft zu verändern. Dafür wünsche ich Ihnen alles Gute.

Vitalstoffe zur Unterstützung der Adipositas-Kur

Vitamine und Mineralstoffe für die Zellernährung

Da wir bei der Adipositas-Kur lediglich 500–700 kcal aufnehmen und das auch noch weitgehend fettfrei, kann es zu einer Unterversorgung an Vitalstoffen und essenziellen Fettsäuren kommen. Essenzielle Fettsäuren kann der Körper nicht selber herstellen. Diese müssen zwingend von außen zugeführt werden. Ebenso Vitamine, die der Körper nicht selbst produzieren kann.

Daher ist eine Versorgung mit hochwertigen Vitalstoffen (Zellnahrung) anzuraten! Diese sollten aus rein natürlichen Quellen im Kaltherstellungsverfahren hergestellt sein!

WARUM?

Nur diese können von den einzelnen Zellen optimal aufgenommen und verwertet werden. Hiermit kann eine nahezu 100-prozentige Bioverfügbarkeit an der Zelle erreicht werden. Der Mensch funktioniert wie eine biochemische Fabrik.

Vitamine steuern den Stoffwechsel. Bei einem Mangel an einem der 47 lebensnotwendigen Mikronährstoffe verlangsamt sich der Stoffwechsel und das Immunsystem lässt nach.

Versäumen Sie also nicht das regelmäßige Nachtanken dieser Biokatalysatoren!

Genau aus diesem Grund ist es sinnvoll, auch nachdem und schon während Sie Die Adipositas-Kur durchführen, den Körper dauerhaft mit Vitalstoffen zu versorgen und damit den Stoffwechsel in Balance zu halten. Sie können so viele Körperfunktionen Ihrer biochemischen Fabrik wieder aktivieren, Ihre Leistungsfähigkeit steigern und das Immunsystem bei der Vorbeugung gegen Krankheiten unterstützen.

Ein Mangel an Mineralien und Spurenelementen führt kurzfristig zu einem erheblichen Leistungsabfall und ist langfristig für eine Vielzahl von chronischen Erkrankungen verantwortlich (Quelle: *Andreas Jopp: Risikofaktor Vitaminmangel*).

Das Produkt, das ich genommen habe, ist **TVM-Plus™**. Enthalten sind 180 Tabletten. Dies ist ein Ein-Monatsvorrat. Teilen Sie die 180 Tabletten durch 30 Tage und nehmen Sie pro Tag insgesamt 6 Tabletten. Am besten 2-mal 3 Stück morgens und abends.

Erlauben Sie mir ein paar kurze Anmerkungen, warum Antje Jochims die von mir autorisierte alleinige Ansprechpartnerin ist. Ich weiß und schätze es, dass andere Anwender dieses Buch nutzen, um die Kur zu verbreiten und Vitalstoffe zu empfehlen. Wenn dies den Menschen hilft, ist es auch in meinem Sinne.

Es ist jedoch häufiger vorgekommen, dass bezüglich der Adipositas-Kur falsche Informationen verbreitet werden, die für die Menschen nicht zielführend sind. Diese Menschen haben sich häufig bei mir beschwert und sich erkundigt, wie man es richtig macht. Wenn man Ihnen Die Adipositas-Kur empfohlen hat und Sie das Buch in diesem Zusammenhang erhalten haben, so versichern Sie sich bitte, dass die Informationen aus diesem Buch nicht verfälscht wiedergegeben werden und Ihnen unnötige Produkte angeboten werden.

Als Beispiel für solch eine Falschinformation möchte ich hier den »Tipp« nennen, dass bei auftretendem Hunger einfach mehr Globuli genommen werden sollen. Dies widerspricht meiner Erfahrung. Denn der Hunger wird bei Überdosierung zunehmen. Auch die Anwendung von HCG in der Potenzierung C200 ist hier kritisch zu nennen. Dieses hat sich ebenso als hungerfördernd herausgestellt.

Damit Menschen meine Erfahrungen mit diesem Buch optimal nutzen können, habe ich Antje Jochims als mein Backoffice autorisiert. Sie verfügt über das nötige Hintergrundwissen und steht mit mir im ständigen Erfahrungsaustausch über diese Kur. Bei ihr bekommen Sie die Informationen, die Sie benötigen. Nicht mehr und nicht weniger.

OPC als Antioxidans (Zellschutz und Haut)

Oxidation nennt man die Verbindung von Sauerstoff mit anderen Substanzen. Wenn z.B. Butter unter dem Einfluss von Licht und Sauerstoff ranzig wird, oder wenn Eisen unter dem Einfluss von Wasser und Sauerstoff rostet, dann gehen diese Prozesse auf Oxidation zurück.

Auch unser Altern ist eine Folge der natürlichen Oxidation:

Trifft Sauerstoff auf die fetthaltigen Wände (Membranen) zwischen unseren Körperzellen, so oxidiert das Fett, die Membranen verlieren ihre Elastizität und Durchlässigkeit, Nährstoffe können nicht mehr in die Zellen hineingelangen. Das heißt, die Zelle verhungert und stirbt ab.

Oxidation ist unvermeidlich und natürlich. Zu einem geringen Prozentsatz braucht der Körper radikale Sauerstoffmoleküle, die wichtige Entgiftungsaufgaben in den Zellen übernehmen. Wenn zu viele dieser freien Radikale (Oxidantien) im Körper unterwegs sind, altern wir nicht nur schneller, sondern werden krank. Mittlerweile gelten die freien Radikale als die gefährlichsten Angreifer unseres Immunsystems und werden für chronische Krankheiten wie Krebs, Herz-Kreislauf-Erkrankungen, Allergie, Rheuma u.s.w. verantwortlich gemacht. Freie Radikale greifen unter anderem auch das Bindegewebe (Kollagen und Elastin) an. Die Alterungsprozesse werden hierdurch beschleunigt.

OPC ist die Abkürzung für oligomere Procyanidine. Es handelt sich hierbei um einen biochemischen Begriff für pflanzliche Moleküle aus der Familie der Polyphenole. Der französische Pharmakologe Professor Dr. Jack Masquelier fand heraus, dass OPC eines der stärksten Antioxidantien ist und hervorragende gefäßschützende Eigenschaften besitzt. Und OPC kann noch vieles mehr bewirken:

Da OPC Kollagen und Elastin schützt, **erhält es die Haut elastisch und glatt**, was nicht nur gesundheitlich positive Auswirkungen hat, sondern auch kosmetische. Und das unterstützt in idealer Weise Die Adipositas-Kur. Unsere Haut bildet sich hervorragend zurück – mit OPC geben wir ihr noch den Extra-Kick, den sie braucht, besonders wenn wir schon ein paar Jährchen mehr auf dem Buckel haben.

Wenn Sie eine Weile OPC eingenommen haben, werden Sie dies auch selbst feststellen können. Der Gebrauch von Cremes und Körperlotionen lässt sich deutlich einschränken, und der freundlich-überraschte Ausruf von Bekannten: » Sie werden ja immer jünger!« ist keineswegs nur Schmeichelei.

Durch die Stärkung von Kollagen bleiben sämtliche Gewebe und – besonders sichtbar – die Haut kräftig, während die positive Wirkung von OPC auf Elastin zusätzlich die Hautgeschmeidigkeit erhält oder wieder herstellt.

So berichtet eine Frau, die während ihrer Schwangerschaft 30 kg zugenommen hatte, dass sie nach der Geburt und erheblicher Gewichtsreduktion keinerlei Schwangerschaftsstreifen habe – dank OPC. Die regelmäßige Einnahme von OPC hält die Haut also länger jung und straff.

Achtung! OPC ist nicht gleich OPC

So wenig wie Vitamin C dasselbe ist wie Orangensaft, so wenig ist OPC identisch mit Pinienrinden- oder Traubenkernextrakt.

Gerade unter letzterem Namen wurden in den vergangenen Jahren viele Produkte verkauft, die nicht durchweg von guter Qualität waren.

Nach dem großen Erfolg von Traubenkernextrakt in den USA zwischen 1996 und 1998 kamen unzählige Produkte auf den Markt, viele darunter von zweifelhafter Qualität.

Nur wenige Produkte waren nach dem von Prof. Jack Masquelier geschützten Verfahren hergestellt. Die anderen enthielten wenig OPC und waren wirkungslos.

OPC ist ein Mittel, wie andere Vitamine auch, das man regelmäßig einnehmen sollte, um seine Gesundheit zu erhalten. Seien Sie sicher: Es wird Zeit Ihres Lebens wichtige Aufgaben in Ihrem Körper erfüllen, auch wenn sich diese Arbeit unbemerkt vollzieht.

Hier noch ein paar beeindruckende Fakten zu OPC:

Es aktiviert und verzehnfacht die Wirkung von Vitamin C, das 95 Prozent unseres Stoffwechsels beeinflusst. OPC reguliert indirekt die Histamin-Produktion und verhindert so Überreaktionen. Es ist bereits 24 Stunden nach der Einnahme in der Lage, die Widerstandsfähigkeit der Kapillargefäße zu verdoppeln. OPC ist das mächtigste bekannte Antioxidans, 18-mal stärker als Vitamin C und 40-mal stärker als Vitamin E. Über die Mundschleimhaut oder den Magen wird es innerhalb von Sekunden aufgenommen und kann wie Vitamin C auch die Blut-Hirnschranke überwinden und so die Gehirnzellen schützen.

Sie haben es fast erraten. Auch hier gibt es ein hervorragendes Produkt, mit Namen **Proanthenols 100**, das Sie über Frau Jochims bestellen können.

Essenzielle Fettsäuren (Gehirnleistung)

Wir haben uns mit der Adipositas-Kur einer fast fettfreien Diät verschrieben. Es ist aber für das Funktionieren des Organismus essenziell, bestimmte Fettsäuren aufzunehmen, die er nicht selber herstellen kann und die zwingend von außen zugeführt werden müssen. Deshalb habe ich beschlossen, im Gegensatz zu Dr. Simeons, die Zufuhr dieser zu empfehlen. Mir geht es hier im Besonderen um die Omega-3-Fettsäure oder auch Linolensäure genannt. Diese sollte täglich in geringen Mengen der Diät hinzugefügt werden.

Omega-3-Säure kommt in zahlreichen pflanzlichen Ölen vor: Sojaöl, Traubenkernöl, Chiaöl, Hanföl, Olivenöl, Sonnenblumenöl, Walnussöl, Rapsöl, Leinöl. Nehmen Sie täglich einen Teelöffel pur oder zum Anmachen Ihres Salats.

Es gibt auch Omega-3-Eier, die sind aber nicht jedermanns Sache. Sie schmecken irgendwie ölig. Auch Lachs und zum Beispiel Walnüsse sind reich an Omega-3-Fettsäuren.

Ein sehr gutes Produkt ist **OmeGold**. Die Empfehlung liegt hier bei 3 Kapseln pro Tag. Bitte bei Frau Antje Jochims nach **OmeGold** fragen.

Sie haben sicher schon bemerkt, dass für das Darmprogramm die Einnahme von **MSM-Plus™** empfohlen wird. Dieses sollten Sie aber auch während der gesamten Kurzeit, nicht nur während der Darmreinigungsphase einnehmen. Frau Jochims wird Ihnen das detailliert erklären.

Zusammenfassend finden Sie hier noch einmal alle von mir persönlich genommenen und empfohlenen Produkte:

Darmprogramm:
- **Colon Formula** für die gründliche Darmreinigung
- **Para Cleanse** für die Eliminierung von Darmparasiten
- **MSM-Plus™** für die Entgiftung des Körpers und des Hypothalamus

---

Vitalstoffversorgung:
- **TVM Plus™** für die optimale Vitamin- und Mineralstoffversorgung
- **Proanthenols 100 (OPC)** für den Zellschutz und die Rückbildung der Haut
- **OmeGold (Omega 3)** für die Versorgung mit essenziellen Fettsäuren
- **MSM-Plus™** Einnahme auch in der Diätphase empfohlen

Reaging

Jetzt stellen Sie sich einmal vor, wie es ist, wenn Sie so richtig schön abgenommen haben und Ihr Gewicht halten. Können Sie es sehen, fühlen, riechen, schmecken? Sie fühlen sich wohl in Ihrem Körper, können sich bewegen wie vielleicht niemals zuvor in Ihrem Leben und fühlen sich jung. Ich habe mich wie 65 gefühlt, als ich noch so dick war. Jetzt fühle ich mich mit meinen 42 Jahren wie 25. Einfach unbeschreiblich.

Durch die langen Jahre des Bestehens der Adipositas Permagna litt und alterte der Körper biologisch-organisch sichtlich, wurde unansehnlich, unförmig. Es kamen immer mehr Krankheiten und Zipperlein hinzu. Mein gefühltes Alter (65) hat wahrscheinlich meinem biologischen Alter entsprochen.

Somit konnte ich allein durch Die Adipositas-Kur Lebensfreude und Gesundheit »zurückholen«. Was ich allerdings nicht zurückholen konnte, war die verlorene Lebenszeit, die Zeit, in der ich depressiv, massiv übergewichtig, unbeweglich und beruflich wie privat unglücklich war. Verloren, ein für allemal vorbei.

Gut, ich bin zwar »erst« 42, aber trotzdem schon ein mittelalter Mann, dem durch diese Diagnose einiges von dem entgangen ist, was für andere Menschen völlig normal war. Es geht um Urlaub, schöne Freizeiterlebnisse, erfüllenden Sex, um nur ein paar Dinge zu nennen. Ein Teil meiner 20er- und die ganzen 30er-Jahre sind ungelebt vorbeigegangen.

Warum ich das schreibe? Nein, ich will kein Mitleid und Jammern würde auch nicht zu meiner neuen Lebenseinstellung passen. Nein, deshalb schreibe ich das nicht.

Jetzt halten Sie sich fest: Es gibt seit kurzer Zeit doch tatsächlich eine Möglichkeit, seinen Körper faktisch biologisch–organisch zu verjüngen. Und das hat nichts mit Anti-Aging-Produkten oder Sonstigem zu tun. Es geht um reales Reaging oder Verjüngung auf zellulärer Basis, und das im gesamten Körper. Sie können Ihren Körper um Jahre oder Jahrzehnte biologisch verjüngen – und damit Ihrem Leben viele Jahre oder Jahrzehnte an Leben hinzufügen, die Sie sonst nicht hätten. Und diese Jahre sind dann nicht von Siechtum und Krankheit geprägt, sondern von Vitalität, Gesundheit und Schaffenskraft.

Hier ein kurzer Exkurs, um was es dabei geht:

Im Jahre 2009 erhielten drei amerikanische Wissenschaftler den Medizin-Nobelpreis.

Es handelt sich um Elizabeth H. Blackburn (Universität von Kalifornien/San Francisco), Carol W. Greider (Johns Hopkins Universität/Baltimore) und Jack W. Szostak (Howard Hughes Medical Institute/Harvard University, Boston).

Ihre Entdeckung:

»Wie Chromosomen durch Telomere und das Enzym Telomerase geschützt werden«.

Oder anders ausgedrückt: Wie kann das Altern abgebremst und **umgekehrt** werden.

Das gesamte Erbgut liegt beim Menschen in Form von 46 Chromosomen in den Zellen vor. Diese Erbinformationen werden durch die Telomere geschützt. Sie bestehen aus einer Abfolge von DNA-Sequenzen TTAGGTTAGG bis zu 1000-mal und haben selber keine genetische Funktion, sondern nur die Schutzfunktion. Bei jeder Zellteilung bestünde die Gefahr, dass Erbinformationen verloren gehen, was aber durch die Telomere verhindert wird, die ihrerseits Federn lassen müssen und jeweils um ein Stück verkürzt werden.

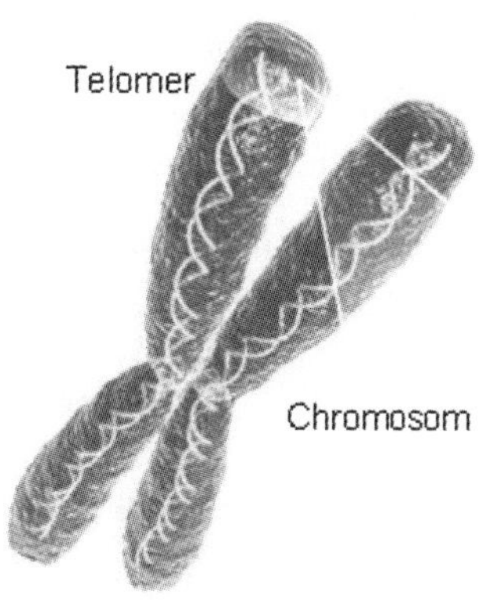

Während der DNS-Verdopplung wird das letzte Stück der Telomere nicht vollständig kopiert. Dieser unvollkommene Vorgang führt zu einer

kontinuierlichen Verkürzung der Telomere. Und das sehen wir dann im Spiegel, spüren es in den Knochen und den inneren Organen, im Bindegewebe, den Muskeln und der Haut. Wir werden alt und krank.

Der durchschnittliche Telomerlängenverlust in einem Jahr ist dabei sehr unterschiedlich und abhängig von genetischen Voraussetzungen und Umwelteinflüssen.

Telomerase ist ein Enzym, das die Fähigkeit hat, die Enden der Chromosomen in den Zellen wieder zu verlängern.

Diese Sätze beinhalten die Quintessenz jahrelanger Forschung. Oder so:

Verkürzte Telomere → Alterung → Krankheit

Also ist die Verkürzung der Telomere die Ursache für unser Altern und somit für Krankheiten, die uns vorzeitig daran hindern, das Leben zu genießen und unsere Lebenszeit unnötig verkürzen. Unter optimalen Bedingungen können Menschen weit länger als 100 Jahre leben. Warum werden wir dann im Schnitt nur 80 Jahre alt und verbringen die letzten Jahre in Siechtum, Krankheit und Demenz?

Wäre es nicht toll, wenn es etwas geben würde, dass die Telomere wieder verlängert und so den Alterungsprozess **umkehrt?**

Dies ist seit Kurzem kein Traum mehr. Es wurde herausgefunden, dass ein hoch konzentrierter Extrakt der Astragalus- oder Tragantwurzel die Fähigkeit besitzt, die Telomerase in unseren Zellen zu aktivieren und somit peu à peu die Enden der Chromosomen wieder aufbaut.

Der lateinische Name Astragalus membranaceus stammt von den membranartigen Wurzeln, aus denen die wirksamen Inhaltsstoffe extrahiert werden. Der chinesische Name Huang Qi bedeutet »gelber Führer« und spielt auf die gelben Wurzeln der Pflanze an. Der natürliche Lebensraum der Pflanze ist das gemäßigte Asien, also das nördliche China und die Bergregionen rundherum. Astragalus wird seit etwa 4000 Jahren in der chinesischen Medizin verwendet.

Einigen wenigen Firmen ist es bisher gelungen, die Tragantwurzel als Mittel zum Einnehmen so weiterzuverarbeiten, dass sie die Telomerase in den Zellen aktiviert.

Ein solches Produkt ist natürlicherweise nicht für Kleingeld zu bekommen. Zum Beispiel vertreibt es eine Firma in den Vereinigten Staaten mit überwältigendem Erfolg für ca. 600 US-Dollar im Monat – und die Menschen reißen es ihnen aus den Händen.

Glücklicherweise gibt es nun ein Produkt, das gerade mal ein Viertel des eben genannten Preises kostet, obwohl der Kilogrammpreis des hochreinen Extraktes bei 50.000 US-Dollar liegt und dieses eine Kilogramm aus vier bis fünf Tonnen Astragaluswurzel gewonnen werden muss.

Es wird gesagt, dass ein Jahr der Einnahme des Produkts **ganze 9 Jahre** biologische und organische Verjüngung des gesamten Körpers ergeben. Das ginge dann so weit bis zur Erreichung der maximalen Leistungsfähigkeit, was einem Alter von 35 Jahren entspricht. Sie müssen also nicht befürchten, wieder zum Kleinkind zu mutieren.

Auf diese Weise wird jedoch ermöglicht, dass Sie gesund und fit Ihrem Leben mehrere Jahre oder Jahrzehnte hinzufügen können, die Sie sonst normalerweise nicht erreichen würden. Und diese Jahre sind dann erfüllt von Gesundheit, Leistungsfähigkeit, Kraft und äußerlicher Ansehnlichkeit.

Informationen zu diesem unglaublichen Produkt gibt es auf der Webseite

http://www.Reaging.de

Jetzt können Sie sicherlich ahnen, warum ich dies hier schreibe. Wenn ich die verlorenen Jahre schon nicht wiederholen kann, so will ich diese zumindest »hinten dranhängen«. Bisher habe ich gemerkt, dass ich noch vitaler geworden bin, meine grauen Schläfen langsam wieder die natürlich Farbe zurückerhalten.

Strategien, um nicht wieder zuzunehmen

Die verlängerte Stabilisierung – das Maximale anpeilen

Ich gebe es ehrlich zu und ich denke, Sie werden es mir glauben. Die erste Version dieses Buches habe ich geschrieben, als ich selber in der längsten Diätphase meines Lebens war. Ich war (und bin) sehr euphorisch, wenn ich mir den schnellen Gewichtsverlust, die Hautstraffung und das allgemeine und besondere Lebensgefühl, das ich erreicht habe, betrachte.

In dieser Phase hatte ich aber noch keine Erfahrungen mit der Stabilisierung des Gewichts und musste mich auf die Erlebnisberichte anderer verlassen. Von meiner irrigen Annahme, dass eine Stabilisierungsphase von nur 21 Tagen nach der 313 Tage dauernden Diätphase ausreichend ist, musste ich mich sehr bald verabschieden.

Kurz gesagt, ich habe schnell wieder ein paar Kilo zugenommen. Fünfzehn, um genau zu sein. Und das in sehr kurzer Zeit. Worauf führe ich das zurück?

- Ich gehe (heute) davon aus, je länger und je stärker ein Mensch übergewichtig war, desto größer ist die Störung im Hypothalamus. Ich war ca. 13 Jahre lang nach meinen unseligen Fastenkuren dazu verdammt, so ein hohes Gewicht mit mir rumzuschleppen. 1998 war die letzte Kur, bei der ich nichts mehr abgenommen habe, obwohl ich 20 Tage nichts gegessen hatte. 2011 habe ich dann Die Adipositas-Kur gemacht.
- Es waren noch zu viele Fettzellen vorhanden, die sich natürlich wieder freudig gefüllt haben.

- Die 21 Tage währende Stabilisierungsphase war eine der stressigsten Zeiten meines Lebens, da ich schlecht stabilisiert habe. Das heißt, ich lag öfter über dem 1 kg nach oben und musste mehrere Steaktage einlegen, um wieder runterzukommen – immer in der Angst, den Reset des Hypothalamus nicht eingeleitet oder gestört zu haben.
- Nach der Stabilisierungsphase habe ich mich nicht immer an meine eigenen Regeln gehalten und verschiedene falsche Dinge und zu viel davon gegessen. Ich entschuldigte das damit, dass ich ja fast ein Jahr »auf Diät« war und nun mal wieder was Vernünftiges essen wollte. Nun ja, das Ergebnis war niederschmetternd. Gewogen habe ich mich in der Zeit nicht und meine Hosen haben auch noch alle gut gepasst, obwohl ... ein bisschen enger waren sie schon ;-(
- Durch mein Training im Fitnessstudio hatte ich zwar schon mehr Muskeln, aber wahrscheinlich noch zu wenig.

Zusammengefasst: Die Störung des Hypothalamus war noch nicht behoben, es waren noch zu viele Fettzellen vorhanden, zu wenig aktive Muskelmasse, die Stabilisierungsphase war zu kurz und ich habe mich im Anschluss an diese Phase falsch ernährt.

Um es vorweg zu nehmen: Ich glaube nicht an Zufälle und denke, dass diese Erfahrung notwendig war, um weitere Erkenntnisse in Bezug auf das Halten des Gewichts zu gewinnen.

Wie ging es also weiter? Es gäbe zwei Möglichkeiten. Die erste wäre, sich in sein Schicksal zu ergeben und zu sagen, Die Adipositas-Kur bringt nichts und der Jojo-Effekt ist vorprogrammiert. Man würde langsamer, aber trotzdem zunehmen. Doch das war und ist für mich keine Option. Also mussten Lösungen her, über die ich im Folgenden berichte.

Nach unserem Winterurlaub in Garmisch-Partenkirchen, bei dem ich beim Essen auf nichts geachtet habe, aber trotzdem jeden Tag drei Stunden Ski-Langlauf gemacht habe, war ich reif dafür, die angefutterten Kilos wieder abzuwerfen.

Was soll ich sagen? Innerhalb von fünf Wochen war ich wieder auf meinem Gewicht, das ich gegen Ende der ersten Diätphase hatte, habe also 15 kg abgenommen! Das lässt mich vermuten, dass der größte Anteil des zugenommenen Gewichts schlicht und einfach Wasser war.

Nachdem ich das alte Gewicht wieder erreicht hatte, war die Haut teilweise noch faltig und es zeichnete sich Fett darunter ab. Wie also nach den fünf Wochen weiter verfahren? Meine Überlegungen gingen in die Richtung, nicht zu resignieren, sondern den Frontalangriff zu wagen, mit einem klaren Ziel: von morbid adipös zu athletisch. Das hieß, Modellierung des Körpers durch Eliminierung der letzten Fettzellen und Aufbau von Muskulatur.

Wie habe ich dem Hypothalamus während der Diätphase zu verstehen gegeben, dass er das krankhafte Fett abbauen soll? Richtig, durch homöopathisches HCG.

Das weitere Einnehmen des hHCG

Nichts lag also näher, als das hHCG weiter einzunehmen, die Ernährung etwas zu modifizieren und weiter Muskelmasse aufzubauen.

Ich bin mir bewusst, dass ich hier Neuland betrete. Und die jetzt beschriebene Vorgehensweise ist nicht für die ehemals »normal« Übergewichtigen gedacht, die nach einer relativ kurzen Diätphase und einer kurzen Stabilisierung ihr Gewicht prima halten. Bei diesen Personen war die Störung des Hypothalamus noch nicht so ausgeprägt.

Aber da ich das Buch hauptsächlich für schwerstgewichtige Zeitgenossen (männlich und weiblich) geschrieben habe, fokussiere ich mich in diesem Teil des Buches auf sie. Möglicherweise treffen ehemals adipöse Menschen auf die gleichen Probleme, wenn es ans Stabilisieren geht.

Als Erstes muss ich erklären, warum das homöopathische HCG weiter genommen werden soll. Sie haben Ihr Wunschgewicht erreicht, sehen aber weiterhin noch überschüssige Haut und/oder Fett. Aber weiterhin auf Diät zu sein, haben Sie keine Lust. Aber hilflos der Wiederauffüllung der Fettzellen zuzusehen, ist keine wirkliche Option. Stimmt's?

Was liegt also näher, als dem Hypothalamus weiter zu signalisieren, das überschüssige Fett abzubauen, allerdings nicht mehr mit dem vorrangigen Ziel der Gewichtsreduktion, sondern der Stabilisierung des erreichten Gewichts.

Daher essen Sie jetzt auch mehr als bei der Diät. Allerdings werden Sie keinen gesteigerten Appetit oder sogar Hunger haben, da der Körper zum Teil jedenfalls weiter aus den Fettzellen versorgt wird, die er peu à peu abbaut.

Was und wieviel sollten Sie in dieser Phase essen? Wobei ich mit Phase eine auf unbestimmte Dauer angelegte Zeitspanne meine, die erst mit der Erreichung eines – so war es jedenfalls in meinem Fall – athletischen Körpers endet. Zumindest soll sich der Körper auf das Gewicht eingerichtet haben und es dann ohne Probleme halten.

Um zu entscheiden, was gegessen wird, wäre es gut zu wissen, welche Nahrungsmittel wir vertragen und welche wir oder besser unser Organismus noch nicht oder nicht toleriert. In meinem Fall sind es Milchprodukte und Weißmehlprodukte. Auf diese beiden reagiere ich mit Wasseranlagerungen und Gewichtszunahme. Außerdem bekomme ich von Milchprodukten Verdauungsbeschwerden wie Magenkrämpfe und Verstopfung.

Die EGO-Ernährung

Was ich getestet und für optimal befunden habe, ist eine an die Diätphase angelehnte Ernährungsweise, die ich **EGO-Ernährung** getauft habe. E wie Eiweiß, G wie Gemüse und O – Sie haben es sicher schon erraten – O wie Obst. Das bedeutet: Sie essen pro Tag, wann immer Sie möchten, zwei Hauptmahlzeiten, die zu 30–40 Prozent aus Eiweiß, 50–60 Prozent aus Gemüse und 10 Prozent aus Obst bestehen sollten. Die individuellen Mengen sind Ihnen überlassen, sollten aber in der Summe nicht ihren Gesamtumsatz überschreiten. Am besten, Sie bleiben darunter. Hungern werden Sie dabei nicht, denn die Mengen sind nicht unerheblich, die Sie verspeisen können. Zwischendurch gönnen Sie sich ruhig mal etwas anderes, achten Sie aber darauf, nur Nahrung zu sich zu nehmen, die Sie und Ihr Körper tolerieren, bei denen Sie sich fit fühlen. Auch Fett ist erlaubt.

EGO macht Sie satt und versorgt Sie mit fast allem, was Sie brauchen. Dies soll der Grundstock für die länger angelegte Stabilisierungsphase sein. So haben Sie den wenigsten Stress, Ihr Gewicht zu halten und Ihrem Hypothalamus zu ermöglichen, Ihr Ist-Gewicht sanft und langfristig anzunehmen.

Je länger ich diese lange Stabilisierung praktiziere, desto mehr habe ich das Gefühl, als ob der Körper, also mein Hypothalamus, mir meine Sünden und Fehltritte verzeiht. Das heißt, er wird zwar für den Moment etwas voluminöser, kehrt aber nach kurzer Zeit wieder in seinen stabilisierten Zustand zurück.

Ach ja! Verbannen Sie Ihre Waage in dieser Phase in den Keller oder sonstwohin. Damit haben Sie einen Stressor weniger. Es ist jetzt nicht mehr wichtig, genau das Diät-Endgewicht zu halten, sondern in etwa in der Region zu bleiben. Dabei hilft Ihnen der Spiegel, Ihr Gefühl und Ihre Kleidung. Wenn Sie nicht ganz drauf verzichten wollen, dann gehen Sie alle zwei Wochen zur Kontrolle auf die Waage.

Hier noch ein Tipp am Rande: Legen Sie alle paar Wochen einen Schlemmertag ein. Die Betonung liegt auf der Zahl. Ein Schlemmertag. Essen Sie an diesem Tag alles, was Sie sich ansonsten verbieten, um nicht zuzunehmen. Auch Kohlenhydrate sollten Sie an diesem Tag essen. Damit wird Ihr Stoffwechsel »schockiert« und er gewöhnt sich nicht an die immer gleiche Zusammensetzung des Essens.

Wenn er jeden Tag weiß, was zugeführt wird, passt er sich an und verlangsamt die eventuell noch gewünschte Gewichtsabnahme. Warum nur ein Tag? Stellen Sie sich ein leeres Glas vor. Der eine Tag ist gleichzusetzen mit dem Befüllen des Glases mit Wasser bis kurz unter den Rand. Nichts läuft daneben. Alles o.k. Füllen Sie jedoch am nächsten Tag wieder die gleiche Menge Wasser nach, läuft das Glas über. Das heißt, Sie würden ab jetzt, wenn

Sie so weitermachen, wieder zunehmen. Also belassen Sie es bei dem einen Tag, vielleicht einmal im Monat, und kehren am nächsten Tag wieder zur EGO-Ernährung zurück.

Das Gleiche gilt für die Einlegung eines Steak- oder Fleischtages. Lassen Sie jegliche Kohlenhydrate, auch Gemüse und Obst weg und verzehren Sie nur Ihr Lieblingsfleisch. Hühnerkeulen, Steaks, Würstchen, Kotelett ... was immer Ihnen schmeckt. Dies bewirkt erstens eine Gewichtsabnahme am nächsten Tag und Sie haben Ihrem Stoffwechsel mal wieder etwas anderes »geboten«, um ihn nicht »einschlafen« zu lassen.

Die Grüne Adipositas-Kur

Jetzt stellen wir uns mal vor, wie es ist, wenn man superadipös ist, Die Adipositas-Kur gemacht hat und sein Gewicht trotz erweiterter Stabilisierungsphase nicht nach unten absinkt. »Ja, warum?«, werden Sie fragen, und Ihre Frage ist ganz berechtigt. Mir ging es jedenfalls so. Ich bin schier daran verzweifelt. Aber erst machen wir einmal eine Bestandsaufnahme.

Nach der Kur, bei der man alles soweit richtig gemacht hat, haben ehemalige Schwergewichte immer noch ein paar Fettzellen übrig. Viele werden sich verabschiedet haben, aber einige Zellen warten noch geduldig auf Fehler ihres Besitzers.

Aber was ist der Fehler, wenn man doch keinen Zucker, wenig Fett, keine bösen Kohlenhydrate isst und Sport treibt bis zum Abwinken? Es hat eine Weile gedauert, aber dann bin ich darauf gestoßen. Es ist nicht nur das, was wir essen, sondern es ist auch die Art der Zubereitung oder Nichtzubereitung der Speisen. Um es kurz zu machen: Gekochtes und Gebratenes, also erhitzes Essen ist der allgemeine Grund für die Schwierigkeit, das Gewicht zu halten. Und tierische Nahrung der spezielle.

Wenn man mal bedenkt, dass der Mensch das einzige Wesen auf dem Planeten ist, das seine Nahrung erhitzt und es für alle anderen die natürlichste Sache der Welt ist, alles ausschließlich roh zu verzehren, so ist dies des Pudels Kern.

Gekochtes Essen wird vom Körper als Fremdstoff gesehen, also quasi als – um es mal drastisch auszudrücken – »langsamst wirkendes Gift«, das in seiner Unnatürlichkeit irgendwie verarbeitet werden muss, um den Körper nicht auf die Schnelle zu vergiften. Als Verarbeitungspuffer hat er die Fettzellen. Hat der ehemalige Wonneproppen nach der Kur noch eine gewisse Anzahl Fettzellen und ernährt sich weiterhin von Kochkost, kann es passieren, dass er oder sie trotz eingenordetem Hypothalamus wieder zunimmt. Darauf muss man erst mal kommen! Aber wenn man diesen Tatbestand im Hinterkopf hat, ist es einfach logisch. Das heißt aber nicht, dass es jedem so gehen wird. Bei vielen, möglicherweise den meisten, stabilisiert sich das Gewicht mit der in diesem Buch beschriebenen Kur.

In meinem Fall war es leider – oder wenn man das Ergebnis betrachtet, doch nicht leider – anders. Denn dadurch habe ich den für mich gangbaren Weg gefunden, den ich in meinem neuen Buch *Die Grüne Adipositas-Kur* beschreibe. Darin wird erklärt, wie man nicht nur ein Zunehmen verhindert, sondern die gesamte Kur mit roher und pflanzlicher Nahrung gestaltet.

Bisher war es für Die Adipositas-Kur so, dass das Eiweiß aus irgendeiner tierischen Quelle stammen musste, um den Muskelabbau während der Niedrigkalorienphase zu stoppen. Das ist nach der hHCG-Gabe der wichtigste Punkt. Ich musste lange Zeit Anfragen nach einer vegetarischen Variante der Kur aus Unkenntnis über pflanzliches Eiweiß immer negativ beantworten oder auf fettarme Milchprodukte verweisen.

Die Grüne Adipositas-Kur (DGAK) baut auf pflanzlichen Aminosäuren auf. Das Eiweiß oder besser gesagt, die viel besser für den Körper verwertbaren pflanzlichen Aminosäuren werden aus den Blättern grüner Pflanzen gewonnen, die in einem Hochgeschwindigkeitsmixer zusammen mit Obst und Wasser eine leckere Basis für die Ernährung während der Diät ergeben: Grüne Smoothies, entdeckt von Victoria Boutenko.

Wählt man Rohkost und Grüne Smoothies als Dauerernährung auch nach DGAK, regeneriert man seinen Körper Schritt für Schritt, kann Krankheiten vorbeugen oder bereits bestehende vergessen lernen. Man hält sein Gewicht fast automatisch unten, auch wenn man, wie ich, ein mit übrig gebliebenen Fettzellen ehemals schwerster Brocken war oder noch ist.

Hier mein Angebot. Wenn Sie mir den Kaufbeleg für dieses Buch, PDF oder Kindleausgabe zusenden, dann sende ich Ihnen völlig kostenlos das PDF *Die Grüne Adipositas-Kur* zu. Entscheiden Sie dann selber, welche der beiden Varianten Sie ausprobieren wollen.

Hier sehen Sie tabellarisch die Prinzipien beider Varianten.

	DAK	DGAK
Ladetage	ja, 2	nein, aber möglich
Eiweiß	aus tierischer Quelle	aus Blattgrün im Smoothie
Kalorische Begrenzung	ja, maximal 700 kcal	nein
Kochkost	ja, Fleisch und Gemüse, Frucht roh	nein, alles wird roh verspeist
Phasen	Ladetage, Diätphase, Stabilisierung, Austestung	Diätphase, Stabilisierung, gegebenenfalls Austestung

Stabilisierung	unter bestimmten Bedingungen	bei Beibehaltung der Rohkost relativ sicher
Homöopathisches HCG	ja	
Verabreichung	Globuli und Tropfen	
Dosis	2 x 3 Globuli morgens und abends oder 2 Sprühstöße 2-mal am Tag (Komplex) unabhängig von den Mahlzeiten!	
Dauer	mindestens 23 Tage	
Länge	unbegrenzt, bis zum Wunschgewicht	
Immunität	nein, tritt nicht auf	

Informationen zu Die Grüne Adipositas-Kur finden Sie unter diesem Link:

http://www.Die-Gruene-Adipositas-Kur.de

Training zur Hormonausbalancierung

An dieser Stelle greife ich eine Idee von Jon Gabriel (siehe Kapitel »Meine Erfahrungen«) auf, der sich in den beginnenden 2000er-Jahren halbiert hat. Er hatte mal 187 kg und wiegt jetzt um die 83 kg. Was erstaunlich ist: Man sieht ihm nicht mehr an, dass er jemals so stark übergewichtig war. Seine Haut hat sich extrem zurückgezogen. Er war eigentlich immer eines meiner Vorbilder, nur hat seine Methode bei mir nicht angeschlagen.

Jetzt habe ich aber ein Video gesehen, wo er im Gegensatz zum gewöhnlichen Work-out, also Kardiotraining oder langen Gewichtstrainingseinheiten, die er nicht für effektiv für den Gewichtsverlust hält, ein Work-in entwickelt hat. Diese Art von Training umfasst sehr kurze intensive Einheiten, in denen Sie sich schnell bewegen, gefolgt von kurzen Ruhephasen. Vorher wird sich aufgewärmt und danach gestretcht. Das Ganze dauert insgesamt nur 12 Minuten und das 3- maximal 4-mal in der Woche.

Ein Beispiel: Aufwärmen 5 Minuten, dann 4 Minuten im folgenden Rhythmus: 10 Sekunden schnelle Bewegungen mit Gewichten oder ohne, 10 Sekunden Pause und das Ganze dann noch mal und noch mal, bis die 4 Minuten um sind. Dann wird der Körper noch 3 Minuten gedehnt.

Hier finden Sie das Video. Leider auf Englisch

http://goo.gl/6ssL5H

Der Sinn dieses Trainingsprogramms ist, dass man den Körper in die Lage bringt, viel effektiver Fett zu verbrennen als mit Kardio- oder Gewichtstrainingseinheiten. Es sensibilisiert zwei der wichtigsten Hormone, die momentan noch gegen uns arbeiten: Leptin als Fettabbauhormon und Insulin als Fettaufbauhormon.

So können diese Hormone ihre Aufgaben wieder erfüllen und uns effektiv beim Abnehmen helfen.

Sie bringen unseren Körper dazu, Gewicht verlieren zu wollen und schlank bleiben zu wollen. Dies ist nämlich ein Überlebensmechanismus aus unserer Urgeschichte. Nur diejenigen, die schlank und schnell waren, konnten sich vor Raubtieren in Sicherheit bringen. Die anderen wurden gefressen. »Get thin or get eaten.« Bleibe schlank oder werde gefressen, sozusagen.

Diese Art von Training steigert die Insulin- und die Leptinsensibilität des Körpers. Insulin ist das Fettspeicherhormon. Ihr Körper verwendet es, um den Blutzuckerspiegel zu kontrollieren. Mit steigendem Gewicht verliert Ihr Körper kontinuierlich seine Insulinempfindlichkeit. Daher muss der Körper immer mehr dieses Hormons produzieren und ins Blut abgeben, um den Blutzucker stabil zu halten, mit dem Ergebnis, dass Ihr Körper immer besser wird in der Fettspeicherung.

Intensive Übungen machen Ihren Körper sehr empfindlich gegenüber Insulin. Man muss viel weniger trainieren, um dasselbe Ergebnis zu erreichen. Je weniger Insulin im Blut vorhanden ist, desto weniger Fett kann es anlagern.

Leptin ist der hormonale Bote, der die Fettzellen mit dem Gehirn verbindet und Ihrem Körper sagt, entweder mehr zu essen oder dass es genug ist. Wenn Sie übergewichtig sind, verliert Ihr Gehirn häufig seine Empfindlichkeit gegenüber Leptin, das heißt, das Stoppsignal kommt zwar noch, aber Ihr Gehirn nimmt es nicht wahr, weil es zu lange mit Leptin bombardiert worden ist. So essen wir einfach weiter und werden dick.

Intensive Übung macht Sie sehr empfindlich gegenüber Leptin. So werden Sie sich schneller voll fühlen und Sie werden einfach weniger essen.

Ihr Körper speichert Energie in Form von Glykogen in den Muskeln, das sehr schnell und sofort vom Körper während des kurzen intensiven Work-ins abgegeben wird.

Durch die kurze intensive Anstrengung entleeren sich die Gykogenspeicher. Aber nicht bis zur totalen Erschöpfung, wie es bei langem Kardiotraining passieren kann. Der Körper ist nun gezwungen, Fett zu verbrennen, um die Speicher wieder aufzufüllen, was auch einen Nachbrenneffekt bewirkt.

So können Sie also mit sehr kurzen Trainingseinheiten sogar mehr abnehmen als mit langen Ausdauereinheiten.

Beispiele für solche Kurzübungen sind:

Schnelle Liegestütze, schnelles Rennen auf der Stelle, kurze Sprints, Boxbewegungen mit Hanteln oder vollen Flaschen in der Hand, Klimmzüge – an fast allen Geräten im Fitnessstudio kann man dies durchführen –, schnelle Kurzsprints auf dem Fahrrad oder Spinning-Bike und sicher noch einiges mehr.

Jon Gabriel ist auf diese Art des Trainings gekommen, als er sein Zielgewicht fast erreicht hatte, mit dem Rad unterwegs war und von einem bellenden Hund verfolgt wurde. Er sprintete mit dem Rad davon, um den aggressiven Hund abzuschütteln, was ihm auch gelang. In den darauffolgenden Tagen verlor er sehr viel Gewicht, was ihn sehr erstaunt hat. Nach einer Weile hat er dann eins und eins zusammengezählt und dieses Training entwickelt, das Teil seiner Methode geworden ist. Auf die anderen Teile werde ich nicht eingehen, aber dieses Training scheint mir auch für uns sehr von Nutzen sein zu können.

Er meint, man solle sich während der intensiven Trainingsphase noch vorstellen, wie man vor einem gefährlichen Tier flüchtet. Der Körper kann nicht zwischen Realität und Visualisierung unterscheiden und beschließt, lieber dünn zu sein. Er sensibilisiert seinen Leptin- und Insulinhaushalt, damit er in Zukunft nicht gefressen werden kann und überlebt. Er will jetzt dünn sein!

Fitnesstraining

Da ich sowieso schon regelmäßig ins Fitnessstudio gegangen bin, habe ich einfach nur die Frequenz erhöht und gehe seitdem täglich dorthin. Ich mache Gewichtetraining an Geräten und neuerdings auch Kardiotraining auf dem Laufband. Außerdem nehme ich noch ein paar legale »Helferlein«.

Im Folgenden beschreibe ich meine tägliche Routine, um Muskulatur aufzubauen und meinen Körper zu formen. Erst einmal habe ich durch die EGO-Ernährung und die Weitereinnahme von hHCG die Voraussetzung geschaffen, dass ich auch ohne Sport nicht zunehme.

Jetzt mache ich etwas für die Formung und den Aufbau von aktiven Energieverbrauchern, die Muskulatur. Sie müssen nicht aussehen wie Arnold Schwarzenegger – das möchte ich auch nicht. Etwas mehr Muskeln ermöglichen Ihnen aber auf jeden Fall, Ihr Gewicht leichter zu halten.

Wie gesagt, ich gehe täglich ins Fitnessstudio. Dieses befindet sich nur ein paar Minuten von meiner Wohnung entfernt und ich kann entweder mit dem Rad fahren oder bei schlechtem Wetter zu Fuß hingehen. Also optimal.

Ich gehe gleich früh hin, da dann weniger los ist als nachmittags oder abends. Man kann in dieser Zeit ruhiger trainieren. Ich bin aber nicht der Einzige, der zu dieser Zeit trainiert. Im Laufe der anderthalb Stunden sind mindestens 20 bis 30 Leute dort. Das Studio ist geräumig und top ausgestattet. Häufig gibt es mehrere Geräte gleichen Typs, sodass man nicht lange warten muss.

Mein Trainingsplan ist in einem sogenannten Dreiersplit aufgebaut. Das heißt, ich trainiere an einem Tag hauptsächlich die Beine, am nächsten Arme, Brust und Schultern und am dritten Tag den Rücken. Den Bauch trainiere ich jeden Tag mit.

Mal trainiere ich mit leichten Gewichten und mache viele Wiederholungen. Dann wieder mit schwereren Gewichten und wenigen Wiederholungen. Jeweils aber 3 bis 4 Sätze mit unterschiedlich langen Pausen dazwischen. Bei manchen Geräten gehe ich nach jedem Satz mit dem Trainingsgewicht nach unten, um die Übungsbewegungen korrekt ausführen zu können, mache dann aber kürzere Pausen, um die Muskelermüdung zu nutzen und einen guten Trainingsreiz zu setzen.

Seit Kurzem mache ich noch zusätzlich Kardiotraining auf dem Laufband. Ich laufe jedoch nicht, sondern gehe schnellen Schrittes verschiedene Steigungen. Vorher war ich nie ein Freund von Kardiotraining, aber es macht Spaß und man kommt so richtig ins Schwitzen. Mein T-Shirt konnte ich nach einer Stunde, 5,5 Kilometern und verbrauchten 600 kcal richtiggehend auswringen.

Die »Kraftvolle Pause« – das eigennützige Gehirn und wie wir aus der Stressfalle kommen können

Was könnte uns noch dabei unterstützen, dass wir nicht wieder zunehmen, solange der Hypothalamus noch nicht ganz »fest« ist?

Oder fragen wir anders: Könnte es etwas geben, das uns vielleicht unbewusst oder ungewollt wieder zunehmen lässt? Ja, da gibt es etwas. Und das kennt jeder und es nennt sich Stress.

Wenn wir unter körperlicher, seelischer oder mentaler Anspannung stehen, wie es unter anderem häufig auch bei einer Diät oder eben auch in der Stabilisierungs- und Austestungsphase unserer Kur vorkommt, schüttet der Körper vermehrt das Stresshormon Cortisol aus. Dieses veranlasst das Gehirn dazu, mehr Energie aus dem Stoffwechsel zu beziehen. Zudem werden zusätzliche Kräfte aktiviert, die ebenfalls Energie verbrauchen. Für die normalen Vorgänge im Körper bleibt letzten Endes nicht genug Energie übrig, die Folge ist vermehrter Hunger und/oder Appetit. Es wird in der Nebennierenrinde unter dem Einfluss des Gehirns (Hypothalamus) und der Hirnanhangsdrüse (Hypophyse) gebildet und hemmt in Form eines Regelkreises wiederum den Hypothalamus und die Hypophyse.

Cortisol hat noch einen weiteren Nachteil: Es sorgt dafür, dass Fett besonders leicht an den »Problemzonen« anlagern kann. Menschen, die permanent unter Stress stehen, können daher sogar zunehmen, ohne zu essen. Kommt mir bekannt vor …

Es ist das **wichtigste Stresshormon**, das bei psychischem oder physischem Stress ausgeschüttet wird. Seine Hauptwirkungen betreffen Stoffwechsel, Immunfunktion, die psychische Befindlichkeit und die Regulation des Wachstums. Chronischer **Cortisolüberschuss** führt unter anderem zu Übergewicht, Diabetes, Osteoporose, Hautveränderungen, Immundefekten und Depressionen.

Hier die Geschichte, wie ich überhaupt auf dieses Problem und seine Wichtigkeit aufmerksam geworden bin. Eine Leserin dieses Buches hat mich per E-Mail angeschrieben und ein paar Fragen zur Kur gestellt, die sie selber durchgeführt hat. Wie so oft hat sich der Kontakt mit meinen Leserinnen und Lesern intensiviert: Wir haben telefoniert und uns persönlich getroffen.

Wir haben uns bei diesem Treffen über eventuelle Befindlichkeitsstörungen unterhalten, die während der Kur auftreten können. Ich habe ihr dann erzählt, dass ich schlecht schlafen kann und irgendwie so aufgedreht sei, dass ich schwer abschalten könne. Ich habe mir einfach selber Stress gemacht: ob ich das Gewicht halten könne, um für meine Leser weiterhin Vorbild und Motivation zu bleiben oder dass sich das letzte Körperfett nicht so schnell verabschieden wolle, wie ich es gerne hätte. Auch das Thema, wie ich aus einer seit Jahren unbefriedigenden Beziehung am schmerzlosesten ausbrechen könne, ohne mein Kind ganz zu verlieren, war von Bedeutung.

Das hat alles an meinem Gemüt gezerrt und ich habe gemerkt, dass sich zwar mein Körper durch das Training veränderte, ich aber nervlich langsam auf dem Zahnfleisch ging.

Diese Leserin ist selbst im Bereich beratende Lebenshilfe und holistische (ganzheitliche) Gesundheitsberatung tätig und arbeitet unter anderem auch mit einem einzigartigen Stresseliminierungssystem. Sie hat mir eine Probe geschickt, die ich einige Tage hintereinander mit Stereokopfhörern in ungestörter Atmosphäre hören sollte. Diese könne mir, korrekt angewandt, helfen. Nun, ich war skeptisch, da ich bisher schon einige Audio-Meditationsprogramme benutzt hatte und keines davon irgendetwas bewirkt hat.

Ich könne, so ihre Aussage, viel ruhiger werden, besser schlafen, nach jeder Sitzung so ausgeruht sein, als ob ich viele Stunden lang erquickenden Schlaf gehabt hätte. Nun ja, einen Versuch war es wert.

Und was soll ich sagen? Die »absolute, unbegrenzte Entspannung« hat bei mir wunderbar funktioniert. Daher habe ich mich auch entschlossen, Ihnen diese effektive Entspannungsmethode »Kraftvolle Pause« hier im Buch vorzustellen, damit Sie, geschätzter Leser, geschätzte Leserin, bei eventuell gleichen Problemen dieses geniale Werkzeug ebenfalls benutzen können.

Was ich aus den Gesprächen mit Simone Tanz (von **Direkt-Gesund**), so ihr Name, in Bezug auf »die Hilfe zur Selbsthilfe« weiß, ist Folgendes:

Jeder Mensch unterscheidet sich generell vom anderen – selbst bei augenscheinlich gleichen Symptomen wie denen, die wir hier behandeln: Übergewicht, Fettleibigkeit, (morbide) Adipositas etc. Dennoch resultieren diese »Beschwerden« aus vollkommen unterschiedlichen Gegebenheiten heraus. Wenn zwei Personen dasselbe »Übergewicht« vorweisen, heißt das noch lange nicht, dass auch dieselbe Ursache vorliegt. Meist ist ganz das Gegenteil der Fall. Je gezielter die tatsächlichen, unverfälschten Bedürfnisse ergründet werden und je spezieller auf diese eingegangen wird, desto gesünder, glücklicher, erfüllender kann sich das künftige Leben der Hilfesuchenden gestalten.

Durch eine spezielle Technik kann die Ursache aller Symptome herausgefunden werden. Stress bedeutet nicht (!) den im Volksmund üblicherweise bezeichneten Zustand von Ausgelaugtsein. Sondern psychischer Druck staut sich auf und die Person fühlt sich ungesund. Innerer Druck entsteht, drängt nach außen (da das Problem ja nicht beseitigt wurde) und der Körper reagiert mit Krankheit. Je nach Person manifestiert sich das Krankheitssymptom an entsprechender Stelle. Die Eliminierung des wirklichen Grundes des mentalen und emotionalen Stresses muss erreicht werden. Stress kann laut einigen Experten die tatsächliche Hauptursache für Krankheiten bilden.

Hier kommt die mögliche Lösung auf Ihre wahrscheinlich immer und immer wiederkehrende Frage, warum Sie es einfach nicht schaffen, abzunehmen. Deutlicher, warum Sie eine Diät bisher nicht lange genug durchhielten oder die teilweise nur minimalen Erfolge dauerhaft halten konnten. Ganz einfach. Woraus soll Ihr Körper genügend Energie schöpfen (bei einem stets vorhandenen und oftmals überstrapazierten Stresslevel), um eine für ihn (!) noch nicht lebensbedrohliche Problemstellung wie die des Abnehmens anzugehen, geschweige denn durchzustehen. Das heißt, Ihr Organismus benötigt sämtliche Energie für die Erhaltung lebensnotwendiger Maßnahmen. Alles muss wie am Schnürchen funktionieren, damit wir möglichst ohne gesundheitliche Einschränkungen leben können. Wie aber sollen unter (Dauer-)Stress, der sich mit jedem Tag potenziert, da die meisten von uns nicht richtig ent-stressen, Herz, Leber, Niere, Lunge etc. reibungslos arbeiten?

Wir alle wissen mittlerweile: Dys-Stress kann zum Zusammenbruch der Gesundheit führen. Das wiederum ergibt zusätzlichen Stress, woraus die Schwächung des Immunsystems resultieren kann. Hierdurch sind ferner große und gefährliche Abstürze unserer Gesundheit zu befürchten und nicht »nur« Fettleibigkeit. Dieser Endzustand ist Folge des Mangels an Energie. Diese Tatsache kann nach Ansicht der Fachleute zu abnormalen Aktionen sowie Reaktionen wie übermäßigem Essen, Panikattacken, nervösen und physischen Zusammenbrüchen sowie zu gelegentlichen Ausfällen und Befindlichkeiten führen, zum Burnout-Syndrom (dem völligen Zusammenbruch des Körpers) und auch suizidale Tendenzen hervorbringen.

Es wird angeraten, ein System zu nutzen, das mit der dekodierten Sprache des Gehirns arbeitet. Unter anderem dadurch ist es möglich, sofortige, dauerhafte, positive und bisher unerreichte Ergebnisse erzielen zu können. Ideal hierfür ist kein Positiv-Denk-System, sondern ein Positiv-Handeln-System! Durch Denken allein, auch wenn es positiv ist, werden keine Ergebnisse erzielt. Denken und Tun als Symbiose lässt Ziele tatsächlich erreichen.

Die Eliminierung des wirklichen Grundes mentalen und emotionalen Stresses muss erlangt werden. Ein dahingehend unterstützendes Selbst-Hilfe-System fördert Ihre persönlichen Ziele, Träume und Ihren Instinkt. Dieses sollte – in einem ganz bestimmten Zeitabschnitt während der Anwendung – den Körper zu nahezu 100 Prozent physisch entspannen. Zeitgleich sollte die Gehirnaktivität zunehmen. Damit kann sich einem der wichtigsten Gründe, nämlich dem Stress und den damit zusammenhängenden Symptomen (die zu Gesundheitsproblemen führen können), zugewandt werden. Ein solches Selbst-Hilfe-System muss garantiert frei sein von jeglicher Art von Manipulation.

Das Durchhalten von Vorsätzen wie zum Beispiel »Rauchen aufhören«, einen Kurs beenden, Gewicht endlich dauerhaft reduzieren und dergleichen lassen sich somit viel leichter realisieren. Ebenso sollte ein taugliches Selbst-Hilfe-System (wie es bei **Direkt-Gesund** von Simone Tanz geboten wird) weitere Resultate vorweisen können, wie beispielsweise einen gesteigerten Energielevel, Stoppen von Durchhängern und Ausfällen während des Tages, Steigerung von Optimismus, Steigerung des Selbstbewusstseins, effektiverer Umgang mit Alltagsproblemen, verbesserten, erholsameren und regenerierenden Schlaf, erhöhte Produktivität, ruhigeres Arbeiten des Nervensystems, gesteigerte Libido, Steigerung des Selbstwertgefühls, Klarheit, Steigerung der Lebensqualität, Reduzierung emotionaler Empfindungen und Leidensempfindlichkeit, beschleunigte Erholung von physikalischem, manifestiertem Stress, Steigerung der Immunsystemfunktion und vieles Positive mehr. Natürlich können die Resultate bei jeder Person variieren.

Wenn Sie es bevorzugen, weil Sie sich hierdurch eine stabilere, dauerhaftere Gewichtsreduzierung und/oder Ent-Stressung erhoffen, können Sie auch persönliche Termine wahrnehmen oder fest vereinbarte Unterstützungs-Telefonate führen bzw. sich coachen lassen. Ich garantiere Ihnen: Um Sie wird sich umgehend und ausgefallen fürsorglich gekümmert. Man lässt sich gänzlich auf Sie ein, ohne sich von Telefon, der Türklingel oder von Personal stören bzw. unterbrechen zu lassen. Das gibt es sonst nirgends.

Sie können jederzeit eine kleine Informationsbroschüre anfordern oder auch bei Direkt-Gesund anrufen. Wenn Sie eine Nachricht hinterlassen, werden Sie hundertprozentig zuverlässig zurückgerufen, darauf mein Wort. Ich selbst habe diese positive Erfahrung mit Direkt-Gesund machen dürfen, die ich jederzeit gerne wieder in Anspruch nehme. Eine Ausnahme bildet Direkt-Gesund auch in Bezug auf stete Aufmerksamkeit in den Klienten-Gesprächen, begleitet von einem Höchstmaß an Einfühlungsvermögen und fachlicher Kompetenz.

Brauchen Sie mehr Informationen, so nehmen Sie Kontakt auf:

Telefon-Nummer (+49) (0) 91 95 - 92 90 29, www.direkt-gesund.com

oder

(E-Mail) info@direkt-gesund.com

Teil II
Zusammenfassung des Simeons-Protokolls »Pfunde und Zoll«

Kennen Sie Shortbooks? Das sind komprimierte Zusammenfassungen umfangreicherer Bücher, die die Kernaussagen prägnant hervorheben und es fast unnötig macht, das gesamte Werk zu lesen. Oder Sie werden neugierig gemacht und lesen es sich gerade deshalb durch.

Ich habe mich entschlossen, meine Übersetzung des Simeons-Buches *Pounds and Inches* hier kurz in wichtigen Punkten und eigenen Worten zusammenzutragen. Am Ende finden Sie einen Link zum kostenlosen herunterladen der gesamten Übersetzung. Entscheiden Sie, ob Ihnen diese Zusammenfassung ausreicht oder ob Sie mehr wissen möchten.

Vorwort

Dr. Simeons hebt hervor, dass es sich hier nicht um eine weitere Fantasiediät handelt, sondern weist auf die Wirksamkeit dieser hin, in theoretischer Hinsicht und auf ihre praktische Anwendung bezogen.

Er prüfte viele Jahre lang die verschiedensten Ansätze und musste oft feststellen, dass diese in einer Sackgasse endeten. Es war eine Sysiphusarbeit, die er mit einem Puzzlespiel vergleicht. Das Ziel war, die Natur der Fettleibigkeit und deren Ursachen im menschlichen Körper zu entschlüsseln und letztendlich eine wirksame Behandlung zu finden.

Auch weist er (1971) darauf hin, dass noch weitere Forschungen nötig seien.

Anmerkung des Autors: Diese Forschungen führten schließlich zur Verwendung von homöopathischem HCG und zur Ausweitung des Nahrungsmittelangebots während der Kur sowie der unterstützenden Verwendung von Vitalstoffen.

Die Natur der Fettsucht

Als Hypothese stellt er die Behauptung in den Raum, Fettsucht sei eine Funktionsstörung im Körper des Betroffenen und immer das Ergebnis dieser einen Störung.

Wird diese Störung nicht behoben, ist es egal, was der dicke Mensch unternimmt oder unterlässt. Er wird immer dick werden oder sein. Mal mehr, mal weniger. Im Gegensatz dazu werden Personen, die diese Störung nicht haben, nicht dick, egal welche ernährungstechnischen Fehler sie begehen.

Er unterscheidet zwischen geringerer und stärkerer Ausprägung der Störung. Den unterschiedlichen Körperdrüsen gibt er nur sekundär Schuld an der Fettleibigkeit. Fehlfunktionen sind nicht die Ursache, können aber den Umfang der Fettleibigkeit negativ beeinflussen.

Eine korrekte Behandlung der Störung am richtigen Ort muss für beide Geschlechter in jedem Alter die richtigen Ergebnisse bringen. Als notwendiges Ergebnis der Korrektur sieht er den Umstand, dass der Mensch dann wieder jede Nahrung essen könne, ohne zuzunehmen.

Die Aufgabe bestand nun darin, den Ort der Störung zu finden!

In der Anfangsgeschichte der Menschheit wurde, und bei einigen Naturvölkern auch noch heute, Fettsucht als Zeichen von Gesundheit, Wohlstand, Schönheit und Fruchtbarkeit angesehen. Dies hat sich erst im letzten Jahrhundert bei den zivilisierten Völkern gewandelt.

Dr. Simeons schreibt der Einführung von regelmäßigen Mahlzeiten, bei denen dem Körper mehr Energie zugeführt wird, als er im Moment benötigt, eine gewisse »Mitschuld« an der Körperfettanlagerung zu. Vor diesem Zeitraum war es üblich, den ganzen Tag über bei auftretendem Hunger kleinere Mahlzeiten zu sich zu nehmen, sodass nie ein Überangebot zu einer bestimmten Tageszeit aufkommen konnte.

Drei Arten von Fett

Er unterscheidet drei Arten von Fett im menschlichen Körper. Einmal das Strukturfett, das als Puffer zwischen den inneren Organen sitzt oder auch z. B. die Füße abfedern lässt. Als Zweites benennt er das normale Fett, auf das der Körper direkt zugreifen kann, wenn die Nährstoffversorgung vom Darm her nicht ausreichend ist. Die dritte Art Fett ist das abnormale Körperfett, unter dem fettleibige Menschen leiden. Der Nachteil dieses Fetts ist, dass der Körper darauf unter normalen Umständen oder bei herkömmlichen Diäten nicht zugreift. Es ist für die absolute Notfallversorgung kurz vor dem Verhungern vorgesehen und wird als Allerletztes angegriffen.

Das ist der Grund, warum kalorienreduzierte Diäten nicht funktionieren. Hier werden zuerst die normalen Fettreserven und danach das Strukturfett angegriffen, die wir aber eigentlich behalten wollen. Das abnormale Fett wird nicht herangezogen. Als ein Ergebnis sehen wir bei enormen Abnahmen riesige Fettlappen, die das abnorme Fett weiterhin »beherbergen« und ansonsten runzlige und alt aussehende Haut.

Ungerechtigkeit gegenüber Fettleibigen

Aufgrund ihrer größeren Körpermasse und der höheren Muskelanstrengung, um diese zu bewegen, benötigen Fettleibige schon von vornherein mehr Nahrung als normalgewichtige Menschen. Dies darf ihnen nicht als Schwäche angerechnet werden. Selbst wenn diese Personen bei einer Diät weniger Nahrung zu sich nehmen, als sie körperlich benötigen, könnten sie sogar zunehmen oder würden nicht abnehmen.

Daher muss ein anderer Mechanismus beteiligt sein.

Die Drüsentheorien

In der Forschung wurde schnell festgestellt, dass die Geschlechtsdrüsen keinen Einfluss auf die Fettleibigkeit haben. Dann konzentrierte man sich auf die Schilddrüse, da diese eine Rate kontrolliert, mit der Fett verbrannt wird. Da das abnormale Fett aber nicht am Energieumsatz des Körpers beteiligt ist, es ist fest weggeschlossen, kam man auch hier nicht weiter. Schilddrüsenmedikamente für Über- oder Unterfunktionen werden darauf keinen Einfluss haben. Lediglich auf die Verarbeitung der normalen Fettreserven, die uns aber nicht interessieren.

Die Tatsache, dass verschiedene Zeichen der Hypophysenschwäche häufig mit Fettsucht in Zusammenhang gebracht werden, erweckte die Hoffnung, dass der Sitz der Störung in dieser Drüse sein könnte. Aber obwohl eine Vielzahl von Hypophysen-Hormonen isoliert und viele Extrakte der Drüse entnommen wurden, hatte kein einziges oder auch keine Kombinationen solcher Faktoren irgendeinen Wert in der Behandlung der Fettsucht.

Auch die Beobachtung der Funktion der Nebennieren brachte keine Erkenntnisse, wie die Fettsucht praktikabel zu eliminieren sei, obwohl eine abnorme Anregung des Kortex Zeichen echter Fettsucht erzeugen konnte. Ergo: Sackgasse.

Der Hypothalamus

Tief verborgen in den unteren Schichten des Gehirns befindet sich die Hauptregulationsdrüse unseres Organismus. Von hier aus werden alle automatisch ablaufenden Lebensfunktionen gesteuert. Unter anderem auch das Wechselspiel der anderen Drüsen. Durch Laborversuche war bereits bekannt, dass der Hypothalamus den Blutzucker kontrolliert. Und so war es naheliegend, hier den Hebel anzusetzen, zumal bei Manipulationen am Hypothalamus der Appetit angeregt werden konnte und ein schneller Gewichtszuwachs bei ansonsten schlanken Tieren zu beobachten war.

Die Fettbank

Ein interessantes Gemälde zeichnet Dr. Simeons, indem er das Fettmanagement des Hypothalamus mit einer Bank vergleicht und den dort angebotenen Kontenarten. Nehmen wir als Erstes das Girokonto. Hier können Sie ohne Probleme Geld einzahlen und sich auszahlen lassen.

Der Hypothalamus lagert das durch die Nahrung aufgenommene Fett oder andere übermäßig gegessene Kalorien im Normalfett (Girokonto) ab und und gibt dieses auch wieder ohne Probleme frei, wenn eine unzureichende Nährstoffzufuhr auftritt.

Haben Sie zu viel Geld auf dem Girokonto, macht es Sinn, das Geld, welches Sie momentan nicht brauchen, auf einem Festgeldkonto anzulegen und so etwas mehr Zinsen zu erhalten. Ein Festgeldkonto hat den Nachteil, dass das Geld für eine bestimmte Zeit fest angelegt ist und Sie nicht mehr so einfach rankommen. Ähnlich verhält es sich mit dem Girokonto oder unserer normalen Fettreserve. Der Chef, also unser Hypothalamus, hat eine eingebaute Toleranz, wie viel normale Fettmasse er gewillt ist zuzulassen. Simeons nennt diese Toleranz Fett-Bankverkehrskapazität. Kommen zum Beispiel zu viele Kalorien über einen längeren Zeitraum herein und es ist schon genügend normale Fettmasse vorhanden, eröffnet er ein Festgeldkonto und nennt es abnormales Fett. Dieses Festgeldkonto wieder aufzulösen ist fast unmöglich.

Drei grundlegende Ursachen der Fettsucht

Der Erbfaktor

Eine niedrige Hypothalamus-Toleranz könnte schon angeboren sein und sogar vererbt worden sein. Wer kennt nicht auch dicke Kinder und ihre dicken Eltern, oder Geschwister, die ein und dasselbe essen und eines der Kinder wird dadurch immer dicker, während das andere schlank bleibt.

Andere Hypothalamusstörungen

Der Hypothalamus besteht aus verschiedenen Regulationszentren, die alle spezielle hormonelle Kreisläufe im Körper steuern. Ist eines der anderen Zentren gestört, z.B. durch Kastration oder die Wechseljahre, kann es auch im Fettregulierungszentrum zu Störungen und Verschiebungen kommen. Es wird zum Beispiel auch Energie von dort abgezogen, wenn eine Zuckerkrankheit vorliegt. Dies verringert die Toleranz und ein Festgeldkonto wird angelegt, sprich abnormales Fett wird gespeichert.

Die Erschöpfung der Fettbank

Ein normal arbeitender Hypothalamus kann durch dauerhaftes Überessen oder durch die Änderung äußerer Umstände und einer weiterhin gleichbleibenden Nahrungsaufnahme gestört werden. Als Beispiel führt Simeons hier an, dass ein vorher aktiver Sportler durch einen Unfall oder eine Krankheit zeitweise zur Bewegungslosigkeit verdammt ist, aber weiterhin so isst wie bisher. Das führt zu Fettanlagerungen.

Wenn eine induzierte (kalorienreduzierte Diät) oder tatsächliche Hungersnöte in Kriegen oder Krisen auftreten, verringert sich die Fett-Bankverkehrskapazität und es ist nachher um so leichter zuzunehmen. Der wohlbekannte Jojo-Effekt. Auch wenn arme Menschen plötzlich zu Geld kommen und sich raffiniertere Nahrungsmittel leisten können, wird der Hypothalamus überstrapaziert und die Folge ist abnormales Fett am Körper.

Immer, wenn mehr Nahrung zugeführt wird als der Hypothalamus gewohnt war zu bewältigen, wird er gestört.

Psychologische Aspekte

Dr. Simeons schreibt, dass psychologische Probleme wie Einsamkeit oder Unglücklichsein zwar als Ursache zu betrachten sind, die die Funktionsweise des Hypothalamus in Hinsicht auf die Fett-Bankverkehrskapazität negativ beeinflussen können, dass aber das grundlegende Problem der Störung im Hypothalamus nicht durch Änderung der äußeren Umstände zu beheben ist.

Das zwanghafte Essen

Dicke Menschen leiden unter echtem, quälenden Hunger und die übermäßige Nahrungsaufnahme hat nichts mit einem fehlgeleiteten Instinkt zu tun. Gelegentliches massives Überessen beruht wahrscheinlich auf einer seelischen Leere, die in dem Moment unbedingt kompensiert werden muss. Psychotherapie kann ein Mittel zum Verständnis sein, aber vermag nicht den Mechanismus zu durchbrechen.

Der Widerstand, Gewicht zu verlieren

Es gibt Menschen, die wollen ihr einmal erlangtes Gewicht nicht verlieren. Das kann verschiedene Ursachen haben. Einmal dient es als Schutz vor angsterfüllten erotischen Beziehungen. Andere wollen als Menschen anerkannt sein und nicht wegen ihrer Figur geliebt werden. Oder sie wollen einen geliebten Teil von sich nicht verlieren, an den sie sich vielleicht schon von Kindheit an gewöhnt haben.

Es gibt eine Vielzahl von Wegen, wie die Fettsucht entstanden sein kann, obwohl die Störung selbst immer aufgrund desselben Mechanismus, einer Unzulänglichkeit des Hypothalamus-Fett-Zentrums und des Anlegens abnormaler weggeschlossener Fettablagerungen an abnormalen Orten, entstanden ist.

Das bedeutet, dass, sobald sich die Fettsucht manifestiert hat, sie nicht mehr geheilt werden kann, wenn nur jene Faktoren beseitigt werden, die sie verursacht haben – so wie ein Feuer nicht gelöscht werden kann, wenn die Ursache der Feuersbrunst entfernt wird.

Die Behandlung der Fettsucht

Dr. Simeons nahm an, dass Fettsucht immer auf ein und dieselbe Störung im Hypothalamus zurückzuführen ist, wobei verschiedene pharmakologische Versuche zur Einflussnahme auf diesen eher ohne Erfolg verliefen.

Er erinnerte sich an Studien, die ein Dr. Fröhlich bei fettsüchtigen Jungen in Indien gemacht hatte. Durch Injektionen mit einer Substanz aus dem Urin schwangerer Frauen, die er zuerst an Ratten testete, konnten diese unter anderem schnell ihr überschüssiges Fett verlieren. Simeons setzte ähnliche Fälle zudem noch unter eine niedrigkalorische Diät und sie verloren durchschnittlich ein Pfund Gewicht pro Tag. Die Probanden waren gut gelaunt und leistungsfähig. Es war offensichtlich, dass nur das ansonsten schwer zugängliche abnormale Fett verbraucht wurde.

Dieses Ergebnis ermutigte Dr. Simeons, die gleiche Methode bei verschiedenen Formen der Fettsucht zu probieren. Mit überwältigendem Erfolg! Der Schlüssel war gefunden. Ohne kalorische Begrenzung ging es aber nicht. Da man aber mit dieser Substanz immer gesättigt ist, ist diese Begrenzung kein Problem. Eher werden die Mahlzeiten gar nicht geschafft.

Die Wirkung ist bei Männern und Frauen die gleiche.

Schwangerschaft und Fettsucht

Auch Frauen in der Schwangerschaft, wo scheinbar die Fett-Bankverkehrskapazität unbegrenzt ist, könnten in dieser Zeit abnehmen.

Dr. Simeons beobachtete in Indien schwer arbeitende schwangere Frauen, die nur unzureichend kalorisch versorgt waren – und trotzdem gesunden und kräftigen Nachwuchs zur Welt brachten. Das im Urin nachgewiesene Glykoprotein hat die Aufgabe, den Fötus optimal zu versorgen.

Dieses Glykoprotein, das HCG oder Humanes Chorion Gonadotropin getauft wurde, ist kein Sexualhormon und bewirkt bei Männern keine Verweiblichung und bei Frauen keine Vermännlichung, also keine Änderung der geschlechtsspezifischen Merkmale. Es hat eine ausgleichende Wirkung auf die gesamte Funktionsweise des Hypothalamus. Das gilt auch in anderer Hinsicht als nur auf die Gewichtsabnahme.

Ich habe an dieser Stelle nicht das gesamte Buch von Dr. Simeons zusammengefasst, sondern nur die Passagen, die meiner Meinung nach für unser besseres Verständnis seiner Gedankengänge unabdingbar sind. Nicht besprochene Abschnitte befassen sich unter anderem mit der Durchführung der Spritzenkur, die aber für Die Adipositas-Kur nicht wirklich relevant sind.

> Die vollständige Übersetzung von Dr. A.T.W. Simeons kann hier als PDF heruntergeladen werden:
> http://www.die-adipositas-kur.de/download/Pfunde_und_Zoll_PDF.pdf
> http://goo.gl/Ls2p5F

Tabellen- und Listenverzeichnis

Literaturempfehlungen

- FETTFREI und LECKER: Das Adipositas und HCG Diät-Kochbuch von Elisabeth Engler
- Das Koch-Buch von Werner Keller
- Risikofaktor Vitaminmangel: Hochleistungsstoffe für Nerven und Immunsystem – Schutz gegen Krebs – von Andreas Jopp
- Gesund länger leben durch OPC. Der natürliche Vitalstoff für das neue Jahrtausend – von Anne Simons
- MSM - eine Super-Substanz der Natur: Hilfe bei Schmerz, Entzündung und Allergie – von Frank Liebke
- Alle Bücher von Fereydoon Bathmanghelidj zum Thema Wasser
- Pounds & Inches: A New Approach to Obesity [Englisch] – von Dr. A.T.W. Simeons
- faktor-L Neue Medizin & HCG * Homöopathie: oder: Hamer trifft
- Hahnemann – von Christopher Ray (RIP)
- CD »Totale Entspannung« von Simone Tanz
- Die Grüne Adipositas-Kur von Matthias Jünemann (PDF, Paperback, Kindle)

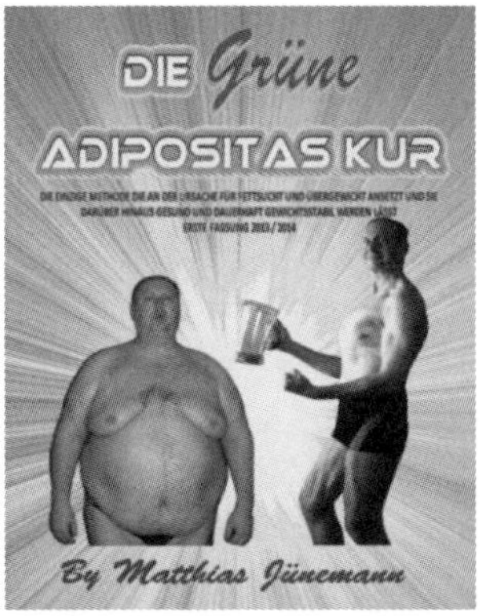

Haftungsausschluss

Die hier dargestellten Inhalte dienen ausschließlich der neutralen Information und allgemeinen Weiterbildung. Sie stellen keine Empfehlung oder Bewerbung der beschriebenen oder erwähnten diagnostischen Methoden, Behandlungen oder Arzneimittel dar. Der Text erhebt weder einen Anspruch auf Vollständigkeit noch kann die Aktualität, Richtigkeit und Ausgewogenheit der dargebotenen Information garantiert werden. Der Text ersetzt keinesfalls die fachliche Beratung durch einen Arzt oder Apotheker und er darf nicht als Grundlage zur eigenständigen Diagnose und Beginn, Änderung oder Beendigung einer Behandlung von Krankheiten verwendet werden. Konsultieren Sie bei gesundheitlichen Fragen oder Beschwerden immer den Arzt Ihres Vertrauens! Die-Adipositas-Kur.de und der Autor übernehmen keine Haftung für Unannehmlichkeiten oder Schäden, die sich aus der Anwendung der hier dargestellten Information ergeben.